药师说药

孕产妇应该这样用药

王心怡　肖笛　向嫒嫒　薛莹　

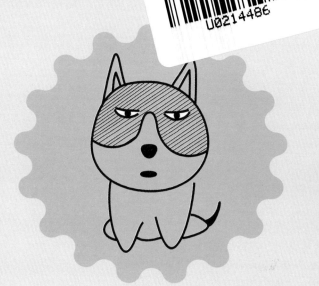

SPM 南方出版传媒
广东科技出版社 | 全国优秀出版社
· 广州 ·

图书在版编目（CIP）数据

药师说药．孕产妇应该这样用药 / 王心怡等编著．—广州：广东科技出版社，2020.6

ISBN 978-7-5359-7465-5

Ⅰ．①药… Ⅱ．①王… Ⅲ．①孕妇—用药法②产妇—用药法 Ⅳ．① R452

中国版本图书馆 CIP 数据核字（2020）第 072935 号

药师说药 孕产妇应该这样用药
Yaoshi Shuoyao Yunchanfu Yinggai Zheyang Yongyao

出 版 人：	朱文清
责任编辑：	湛正文
封面设计：	林少娟
绘 图：	湛蓊才
责任校对：	郑 淮 陈 静
责任印制：	吴华莲

出版发行：广东科技出版社
　　　　　（广州市环市东路水荫路 11 号 邮政编码：510075）

销售热线：020-37592148/37607413

http://www.gdstp.com.cn

E-mail：gdkjzbb@gdstp.com.cn（编务室）

经 销：广东新华发行集团股份有限公司

排 版：创溢文化

印 刷：佛山市浩文彩色印刷有限公司
　　　　（佛山市南海区狮山科技工业园 A 区 邮政编码：528225）

规 格：889mm×1 194mm 1/32 印张 4.75 字数 100 千

版 次：2020 年 6 月第 1 版
　　　　2020 年 6 月第 1 次印刷

定 价：29.80 元

　　2015年12月27日，第十二届全国人民代表大会常务委员会第十八次会议审议通过了《关于修改〈中华人民共和国人口与计划生育法〉的决定》，将第十八条修改为国家提倡一对夫妻生育两个子女，此决定于2016年1月1日开始执行。随着二孩政策的实施，全国出现了"二孩热"。面对社会的热潮以及建设健康中国的理念，为保障母婴的安全，国家卫生计生委于2017年发布的《国家卫生计生委关于加强母婴安全保障工作的通知》《"健康中国2030"规划纲要》中明确指出：实施母婴安全计划，倡导优生优育，继续实施住院分娩补助制度，向孕产妇免费提供生育全过程的基本医疗保健服务。

在医学和药物治疗学不断深入研究的背景下，新药物、新剂型不断研发和面世，如何安全、有效、经济合理地使用药物已经成为广大患者关注的问题，尤其是孕期和哺乳期妇女等特殊人群用药的问题格外受到关注。

目前，市面上相关的医药学书籍过于专业，没有相关医药学专业知识的人员无法读懂过于专业的书籍，而有针对性、专业性强、实用性强、通俗易懂的书籍并不多见。本书以普及安全用药为原则，从孕期的生理特点，药物代谢动力学特点，孕期常见疾病及常用药，孕期及哺乳期常见的用药问题出发，以让普通群众了解这一特殊时期如何安全用药为目的，致力于帮助正处于这个时期的您答疑解惑。

孕期和哺乳期是人生中特殊的时期，母体和胎儿组成一个生物学整体，了解孕期的生理学特点以及孕期和哺乳期用药后对胎儿和新生儿的影响，有助于正确选择对疾病有效而不损害胎儿和新生儿的药物。随着"互联网+"时代的到来，人们获取知识途径增多，但是大量信息真假难辨，面对如此庞大的信息，我们应该相信哪些？对此本书列举了常见的问题，并从专业的角度，以通俗易懂的文字，幽默风趣的插图，浅显易懂的方式为您解答这些问题。

随着时代的不断进步，人们对药物的认识从放心使用到谨小慎微，在孕期甚至谈药色变，有些孕妇患了感冒，害怕吃药影响胎儿，认为自己扛扛就过去了，殊不知发热也可能会影响胎儿的发育。作为药师，我们有责任和义务运用自己的专业知识告诉大众如何正确看待药物，怎么"吃药"，如何"吃药"。在此，需要提醒读者的是，安全用药的前提是医生专业的诊断，本书旨在科普药物常识，指导正确的用药方法以及避免用药误区，切忌"自己做医生"，自行诊断和治疗。

　　本系列丛书均由毕业于药学院药学专业的硕士和博士撰写，作者均在三甲医院工作，有着丰富的临床用药经验，因此能够使本系列丛书在拥有简明、通俗特点的同时，保证其专业性和科学性。

编者

2020年3月

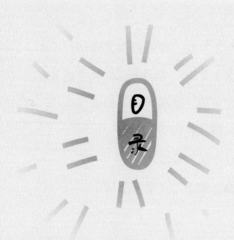

第一章

好「孕」到

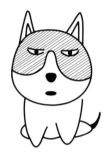

一、精子与卵子的"相遇，相爱"

　　6岁的小明对世界充满了好奇，每次他问妈妈"我是从哪里来的？"妈妈都会给他讲一个故事，是精子与卵子"相遇，相爱"的故事。

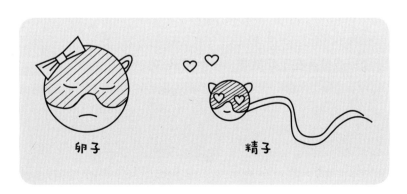

（一）什么是精子与卵子？

精子与卵子分别是男性和女性成熟的生殖细胞。男性的生殖系统包括：生殖腺（睾丸、附睾）、生殖管道（尿道、射精管和输精管）、附属腺（精囊腺、前列腺和尿道球腺）以及外生殖器。男性的精子由睾丸产生，在附睾中成熟，通过输精管道输出。精子的形状像蝌蚪，分为头部、颈部和尾部3个部分。成熟精子圆圆的头部里面，包含有细胞核，来自爸爸的遗传物质——染色体就分布在细胞核内。精子的尾部细长，如同鞭毛，具有鞭毛的精子才可以游动。正常的男性精液呈乳白色或淡黄色，每毫升精液中所含的精子个数一般在6 000万以上，其中有活动能力的精子占总数的60%以上，形态变异的畸形精子占总数的10%以下。世界卫生组织对人类精液检查中，将每毫升1 500万精子密度定为正常。而少精、精子畸形和死精等精液异常情况，则是导致男性不育的重要原因之一。

女性的生殖系统包括：卵巢、输卵管、子宫和阴道。女性的卵子由卵巢产生，呈20毫米左右的圆球形，携带着来自妈妈的遗传物质——染色体。在女性出生时，未成熟的卵子细胞就已经形成并存在于卵巢中，在性激素的影响下，原始卵细胞逐渐成熟，成熟的卵子从卵巢排出到输卵管。女性的排卵日，一般在月经周期的中期，即下次月经来潮前的14天左右。一个卵子排出后约可存活48小时，在这宝贵的48小时内，若卵子没能和精子相遇，它就会自然死亡。女性的左右卵巢通常是轮流排卵，在少数情况下能同时排出2个或2个以上的卵子。如果这2个卵子分别与精子相结合，就会出现异卵双胞胎。有些时候会出现一个精子一个卵子结合产生一个受精卵，但这个受精卵一分为二生成了两个胚胎，并顺利长大成了两个健康的宝宝，他们就叫作同卵双胞胎。

（二）精子与卵子的爱情故事

爸爸的精子与妈妈的卵子相遇、相爱的道路上，可谓充满了艰难险阻，精子需要顺利闯过四个关卡才能与卵子结合形成受精卵。第一关，是阴道。女性的阴道通常呈酸性环境，对于精子来说犹如一条布满"硫酸"的通道，游动不够快的"老弱病残"精子就难以通过这一关，率先阵亡，最终仅有约10%的精子幸存。成功突围的精子大军们，会继续奋勇前行。第二关，是子宫颈。女性的子宫颈布满了黏腻的宫颈黏液，对于精

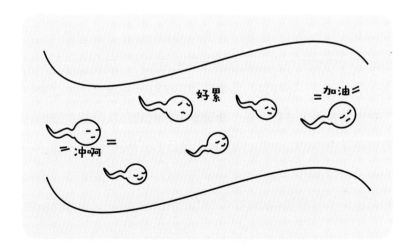

子而言如同蜘蛛网一样拦住了他们的去路。平时宫颈黏液非常黏稠，精子大军是很难通过的。但在卵子成熟排出卵巢到达输卵管的特殊时期，宫颈黏液会变得稀滑，利于精子们闯关通过。第三关，是输卵管。到达输卵管后，精子大军兵分两路，向左右两侧输卵管进军。向左还是向右，将直接决定精子们的最终命运。通常，女性每个月只会有一边的卵巢排出卵子，那些走错了路的精子们，将永远无法遇到卵子，最终被分解，清除出体外。第四关，是放射冠和透明带。精子到达子宫便会解封"精锐武器"——顶体酶，顶体酶可以帮助精子突破卵子周围的放射冠和透明带，使精子与卵子顺利结合。第一个精子突破后，透明带变硬，其他精子便无法再与卵子结合。至此，精子一共冲破四个关卡，顺利与卵子"相遇"。精子与卵子相融合，来自爸爸和妈妈的遗传物质"相爱"结合，形成受精卵，受精卵的形成也标志着一个新生命的诞生。由此可见，想要孕育一个新的生命，精子在对的时间遇到卵子很重要。通常，当月经停止后，进行一周2~3次有规律的性生活，可以增加备孕妈妈的怀孕概率。对于月经周期无规律的备孕妈妈们，为了提高受孕的概率，还可以选择购买排卵试纸，它能通过检测女性尿液中的黄体生成素，来辅助确定排卵时间，从而帮助备孕妈妈们在最佳的时机受孕，迎来属于自己的"精与卵之恋"。

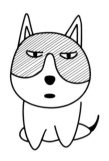

二、宝宝的第一个家——子宫

小明家的猫咪怀小宝宝了，妈妈总是带着它一起出行，去宠物医院给猫妈妈做产检，通过B超查看小猫咪们在猫妈妈肚子里的样子。小明这个好奇宝宝又有问题了："妈妈，我小的时候是不是也住在你的肚子里呀？"

（一）子宫就是宝宝的第一个家

子宫是女性特有的生殖器官，是女性产生月经和孕育胎儿的地方。没怀孕的时候，女性的子宫只有鸡蛋大小，像一个倒立的鸭梨。子宫的两边各有一个"角"通向输卵管，下端狭长，与阴道相连。子宫的"外皮"是一层约1厘米厚的肌肉，

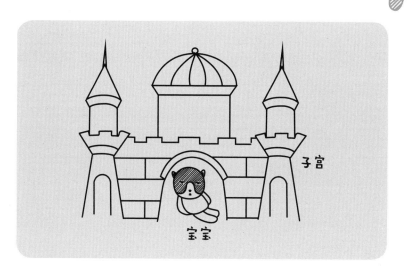

内壁是一层薄薄的膜，叫作子宫内膜。

精子和卵子"相爱"形成受精卵后，在输卵管发育7天左右，就会被送到子宫。子宫是受精卵未来280天不断生长发育的地方，是宝宝的第一个家。整个孕期，宝宝都会在子宫内吸收来自母体送来的营养，直至发育成熟来到人间。怀孕前，妈妈的子宫重量约为50克，与一颗鸡蛋相近。怀孕期间，子宫会和宝宝一起长大以适应宝宝的发育。妈妈的子宫最终可以长到约1 000克，变成原来的20倍，以容纳足月的小宝宝。

（二）产后的子宫恢复

宝宝到达40周足月后，妈妈的子宫收缩，将宝宝及胎盘挤出，完成生产的过程。随后妈妈的子宫便进入产后的恢复期。子宫的恢复包括子宫体、子宫颈和子宫内膜三个部分。①子宫体的恢复。胎盘分娩出来后，子宫会收缩，可以摸到在腹部呈球形的子宫体。在产后10~14天，子宫体会变小，位置下降回到骨盆腔内。②子宫颈的恢复。分娩刚结束时，子宫颈充血水肿，宫颈壁变得很薄，需要7天左右的时间才可恢复。直至分娩后约4周，子宫颈才能恢复到正常大小。③子宫内膜的恢复。在分娩时，胎盘、胎膜与子宫壁相分离，经由母体排出后，子宫内膜的基底层会长出新的子宫内膜。分娩约10天后，子宫内腔会逐渐被新生的内膜覆盖，直至产后6~8周愈合。

妈妈产后想要子宫健康恢复，需注意以下两点。①产后避免长时间卧位。妈妈产后应视自身情况下床走动，这样有助于生理功能及体力的恢复，可有效帮助恶露排出，促进子宫恢复。②注意阴部卫生。产后妈妈需要特别注意私密处的卫生，定时清洗，以防止生殖道的炎症发生，从而有利于子宫恢复。

（三）恶露与子宫

宝宝诞生时，胎盘会随后娩出，此后妈妈的阴道会排出一些棕红色液体，被称为恶露。恶露包含着坏死的蜕膜组织、血液、黏液等，因其颜色、内容及时间不同，可分为血性恶露、浆液恶露和白色恶露。一般恶露可持续4~6周，若超过产后42天仍有恶露排出，则提示妈妈的子宫恢复可能存在异常，包括子宫复旧不全、存在宫腔残留或合并感染等，应及时就医检查并治疗。

（四）"宫外孕"需注意

说到子宫，不得不提的就是宫外孕，即异位妊娠。在正常

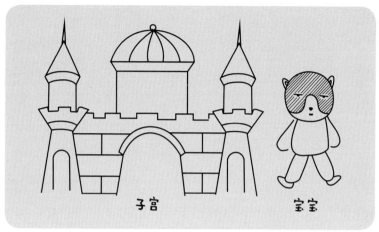

子宫　　　　　　宝宝

妊娠时，精子和卵子结合形成受精卵后，会沿着输卵管最终到达子宫。若是受精卵没有乖乖按照既定的路线到达子宫"安营扎寨"，而是在子宫腔外的地方着床发育，就会导致宫外孕。造成宫外孕的原因可能是输卵管管腔或周围的炎症引起的管腔不通畅，阻碍了受精卵的正常运行。一旦受精卵在输卵管内停留、着床甚至发育，就会导致输卵管妊娠流产或破裂。可怕的是，往往在流产或破裂前没有明显症状，可能只有停经、腹痛及少量阴道出血的症状。一旦发生输卵管破裂，就可能引起急性的剧烈腹痛，阴道出血，甚至休克，对孕妈妈的生命有一定的威胁。为了避免发生宫外孕，准妈妈应注意孕前检查，要彻底清除各种妇科疾病，尤其是输卵管有问题的准妈妈更加不能大意。对于曾有过宫外孕病史的准妈妈，最好在停经后6周内到医院做一次全面的早孕检查。而对于暂无怀孕准备的女性，则需要做好避孕工作，避免多次人工流产手术导致对生殖系统的伤害。

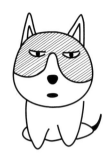

三、宝宝的成长史

　　新婚不久的小雪发现自己的月经推迟了几周，去医院检查，她发现自己肚子里有了一个能看到胎心的小小"葵花籽

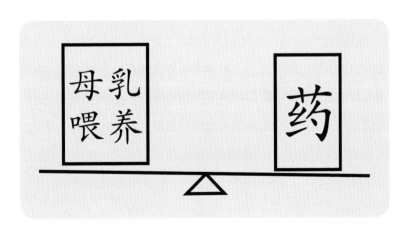

药师说药　孕产妇应该这样用药

仁",这让全家都十分开心。初为人母的她也有一些疑惑,在肚子里的这个小黄豆是怎么成长后变成可爱的小宝宝的呢?

妈妈的怀孕是从最后一次月经的第一天开始算起的。若妈妈的月经周期稳定在30天左右,那在第二个周末精子便会和卵子结合形成受精卵,就是所有宝宝最初的模样。宝宝的成长史也要从受精卵开始算起。受精卵在形成后的1周内从输卵管到达子宫,并在怀孕的第4周着床,植入子宫,来到要生活40周的温暖的家。

第2个月,受精卵从一个小小的胚芽逐渐发育为长约2厘米的胚胎。这个月也是宝宝器官分化和形成的重要时期,开始有了自己的心跳,胃肠、肝脏、脑等器官开始迅速发育。在第8周时,胚胎就能分辨出胎头、躯体及四肢了。

第3个月,宝宝的手指和脚趾已经清晰可见,胎盘开始形成,脐带也逐渐长长。宝宝的外生殖器也初步发育,此时已经可以诊断宝宝是否存在畸形。在这个月,宝宝会长到4厘米左右,妈妈的子宫也会长到拳头那么大,轻轻按压就能明显感受到子宫的存在。

值得注意的是,怀孕的前3个月是宝宝器官快速分化发育的时期,也是宝宝最易致畸的时期,孕妈妈们需要特别注意自己的用药情况,避免使用一些能导致胎儿畸形的药物。若有不确定的情况,请及时去医院就诊咨询。

第4个月,宝宝开始快速成长,到第16周,会长成一个身长18厘米、体重120克左右的胎儿。虽然孕妈妈感觉不到,但是在第4个月宝宝的骨骼和肌肉迅速生长，手脚已经可以开始活动，其他的内脏器官也几乎发育完全。孕妈妈从这个月开始，需要定期进行产前检查，检查宝宝在子宫内的发育情况。

第5个月，宝宝会长到20厘米左右，体重也会长到300克左右，这个时候妈妈的下腹部也开始明显隆起。在这个月宝宝的肺开始工作，能够吸入/呼出羊水，肝脏开始造血。妈妈在第18周开始会感受到胎动，但并不活跃，且不一定每天都能感受到。孕妈妈在宝宝快速长大的时候，要注意自己的体重不要增加得过快，因为妊娠中的妈妈们如果体重过高，容易诱发一系列疾病，危害自己与宝宝，孕后期每周体重增加不超过500克比较好。

第六个月，宝宝逐渐开始长出头发，骨骼慢慢健壮，可以在充足的羊水中自由移动身体。在第24周，宝宝会长到25厘米左右，体重可达500克左右，这个时候妈妈的肚子会进一步增大，变成一个典型的"孕妈妈"体态。6个月大的宝宝，已经开始具备听力和记忆的能力，妈妈可以开始进行音乐胎教，以保持其愉快的心情。

第7个月，由于宝宝的大脑发育迅速，感觉系统逐渐发达。视网膜的形成，让宝宝对光的明暗开始敏感。在第35周，宝宝会长大到35厘米左右，此时的体重会到1 000克左右。妈妈可以继续进行音乐胎教，抚摸腹部也是很好的胎教方法。另外准爸爸和准妈妈也可以跟肚子里的宝宝多说说有趣的故事，与他/她交流。这时期孕妈妈下肢浮肿的情况会越来越严重，可以通过睡觉时将脚垫高来缓解。

第8个月，宝宝发育已经接近成熟，身长长到40厘米左右，体重会到1 800克左右，达到可以在母体外生存的状态。听觉系统也发育完成，肌肉的形成使宝宝的胎动比原来更加强烈。到第30周，就可以通过仪器监测到宝宝的脑电波了。从这个月开始，宝宝的头部也慢慢向子宫下方移动，为来到这个世界和爸爸妈妈见面做准备。孕妈妈可以利用监测仪对宝宝的胎动进行家庭监护，若胎动计数大于30次/12小时，则为正常，否则提示宝宝可能有缺氧的情况，应及时到医院就诊。

第9个月，宝宝身长会长到45厘米左右，体重会到2 500克左右。他/她已经做好了来到这个未知的世界的准备，将要开始一场奇妙的人生旅行。这个时候宝宝的各个器官基本都已经发育成熟，虽然大脑发育没有完全成熟，但已经能对外部刺激做出面部表情。孕妈妈及家人应该随时注意是否有宫缩疼痛或者出血，做好随时到医院分娩的准备。

第10个月，宝宝就顺利地出生了！带着美好的祝福，和爸爸妈妈一起开启一段奇妙的人生之旅！

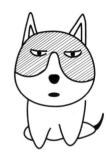

四、妈妈与宝宝的紧密联系

小月儿今年5岁，她发现自己和妈妈的肚子上都有一个小洞洞。作为一名好奇宝宝的她问道："妈妈，这个洞洞是干什么的？""傻月儿，这里原来长着你的脐带。你在妈妈肚子里就是通过这个，和妈妈紧紧联系在一起的！"

（一）什么是脐带？

脐带，顾名思义，就是宝宝长在腹部的一根"带子"。连接着胎儿与胎盘，形状如同绳索，包括一根脐静脉和两根脐动脉。脐动脉将宝宝体内代谢废物和产生的二氧化碳运送至胎盘，转移到妈妈的动脉中；而脐静脉则将来自妈妈母体的氧气

药师说药　孕产妇应该这样用药

和营养成分通过宝宝的肝脏输入胎儿的血液循环中，保证宝宝的生长发育。简单来说，脐带就是妈妈给宝宝传输营养物质和氧气的管路，让宝宝在子宫这个小家中茁壮成长。

（二）脐带绕颈怎么办？

脐带绕颈是产科常见的现象，在孕妈妈中的发生率为15%~35%。脐带绕颈的发生与脐带长度相关，脐带越长，脐带绕颈的发生率越高。有研究表明，脐带长度每增加10厘米，宝宝脐带绕颈发生的危险性增加1.864倍。一般情况下，对于脐带长度正常的妈妈，宝宝的脐带绕颈以缠绕1周或2周比较多见。对于脐带过长的孕妈妈，宝宝的脐带绕颈可达3周或以上。正常脐带长度为30~70厘米，最长者可达1米以上。过长的脐带，可能导致孕妈妈在分娩时产程延长，胎儿窘迫，增加剖宫产率。

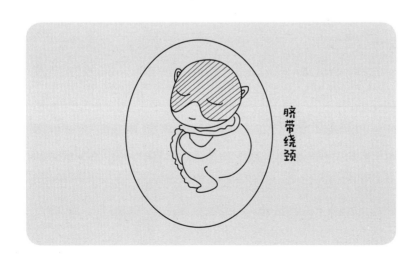

脐带绕颈

脐带绕颈对分娩的影响，主要取决于绕颈后剩余的脐带安全长度，当这一安全长度大于35厘米时，一般不会对胎儿造成不利影响。脐带绕颈1周的情况，在临床上比较常见，对脐带安全长度的影响也不大。但若缠绕周数较多且紧密，脐带安全长度较短，胎头在下降过程中，脐带受到牵拉挤压，容易出现胎儿急性窘迫甚至死胎。

由于脐带绕颈非常常见，所以并非发现脐带绕颈就意味着高危妊娠。但在发现脐带绕颈后，需要警惕脐带绕颈对宝宝的不良影响。做B超是诊断脐带绕颈的唯一方法，因此孕妈妈应进行规律的产检。此外还需要加强产前、分娩时对胎儿的监护，特别是对胎心的监护，这可以及时地了解胎儿是否处于危险状态。

（三）脐带脱垂有危害

有些宝宝在妈妈肚子里处于异常的臀位或者横位时，可能会导致脐带脱垂。它指的是孕妈妈的胎膜破裂，脐带脱出宫颈口。由于脐带是妈妈给宝宝供输氧气的管道，一旦发生脐带脱垂，宫缩时脐带受到挤压，就会导致脐带中来自母体的血液循环受到阻碍，使宝宝无法及时得到妈妈传输过来的氧气，引发严重的宫内窘迫甚至新生儿窒息。因此，孕妈妈们应密切关注宝宝的胎心监护，如果有变异减速的情况，需及时到医院就诊。特别是一些胎位异常的宝宝更要注意产前检查，及时矫正胎位。

（四）宝宝的脐带护理

宝宝从妈妈肚子中分娩出体外后，医护人员就会使用脐带夹，夹住靠近宝宝肚脐眼的一端脐带，然后将其剪断和胎盘分离。一般情况下，在出生24~48小时，脐带开始干瘪结痂，出院前医护人员会把脐带夹剪下来。

回到家里，宝宝的脐带护理仍需要注意。

1. 保持脐带的干燥。在宝宝的脐带没有脱落前，尽量给宝宝擦浴，不要盆浴。或者在盆浴时，为宝宝贴上肚脐贴，保持脐带的干燥。人为地扯掉脐带可能会导致宝宝出血，容易引起感染。因此，新手爸妈一定记得要让脐带自然脱落。

2. 用75%的酒精进行消毒，每天1~2次。爸爸妈妈在给宝宝进行消毒前，不要忘记先清洁自己的双手，以避免将病菌带给宝宝。消毒时，先用一只手扒开肚脐，然后用蘸有75%酒精的棉签由内向外进行消毒，一根棉签消毒一圈就丢弃，不要重复使用。

3. 注意脐带处的分泌物。一般来说，宝宝的脐带在出生后10~14天就会自然脱落。若出现脓液或者血性分泌物时，就要注意观察是否因为感染导致分泌物增多了。若脐带处出现红肿、渗液、异味的情况，建议宝爸宝妈尽早带宝宝到医院就诊，将感染扼杀在可控范围内，以免出现更加严重的后果。此外，要特别注意，不要让宝宝的粪便或者尿液污染到脐带。

第二章

药物在孕妈妈体内的变化

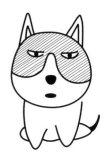

一、孕妈妈的身体变化

小雪怀孕6个月了，作为一名孕妈妈，她发现自己的肚子除了越来越大，越来越圆以外，原来白白的肚皮上还出现了很多紫红色波浪状的花纹，这让她很是郁闷。不仅如此，不论白天还是夜里，她都不断地想上厕所，没办法安心睡觉。那么，作为一名孕妈妈，身体都面临着哪些变化呢？

（一）肚子会长妊娠纹？

妊娠纹是膨胀纹的一种，它的形成主要是受到孕期皮肤结构、激素变化和遗传因素的影响。怀孕超过3个月，孕妈妈的子宫便会增大向腹腔发展，腹部隆起，导致腹部皮肤纤维受

药师说药　孕产妇应该这样用药

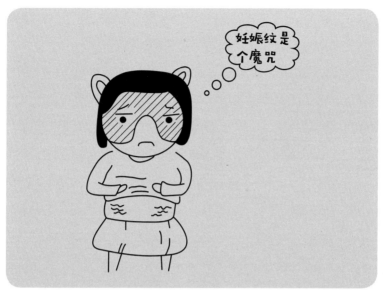

损、断裂，从而形成了妊娠纹。妊娠纹的形成还与遗传有关。若孕期精心护理后发现还是出现了妊娠纹，很可能自己的母亲也曾长过妊娠纹。

市面上有很多宣称可以预防妊娠纹的产品，但目前还没有足够的证据表明这类产品真的有效。即使要使用预防妊娠纹的产品，也需要从正规途径购买正规厂家生产的产品，以免引起过敏和其他皮肤疾病。预防妊娠纹最重要的是孕期合理控制体重增长，避免胎儿生长过大、过快。

（二）孕妈妈的难言之隐——尿频？

排尿次数增多是孕早期常见的症状之一，而到了怀孕的中后期，绝大多数的孕妈妈会出现尿频的现象，夜间不断地上厕所，严重影响睡眠。一部分原因是随着子宫的不断增大，逐渐压迫到膀胱，使孕妈妈产生了尿意，才出现频繁想上厕所的情况。若只是孕期单纯的尿频，没有其他的症状如尿痛，就不用在意，这属于正常情况。孕妈妈可以通过改变饮水习惯，在一定程度上减少夜尿，即在白天多喝水，晚间适当减少饮水量，同时避免摄入咖啡、茶等利尿饮品。

但若是孕妈妈在尿频的同时伴有尿痛、血尿等症状，应及时就诊排查是否存在泌尿系统感染，并及时治疗。如果尿频伴有外阴瘙痒、灼痛或分泌物异常等症状，就需要特别注意。因为孕期常出现的其他疾病也可能导致尿频，如：外阴阴道假丝酵母菌病（旧称霉菌性阴道炎），如不及时治疗可能会影响宝宝的发育，严重的可能导致流产。因此，孕妈妈发现尿频的同时，还需要特别注意是否存在其他感染，应及时就医，以免造成严重的后果。

（三）便秘该怎么办？

怀孕后，激素水平的变化会使小肠和结肠的蠕动能力降低，子宫的增大会使肠管活动受限，这些都会导致食物在胃肠道停留时间延长，无法及时地排出体外。而停留在肠道中的食物残渣中的水分又会被肠道内的细胞吸收，导致粪便变得干、硬，增加粪便排出体外的难度，从而引起便秘。此外，孕晚期的妈妈们由于身体沉重，运动量减少，也会导致肠道平滑肌不易推动粪便向外排出。补充铁剂也可能导致便秘或增加便秘的程度。便秘不仅会导致孕妈妈们新陈代谢的紊乱，而且长期排便用力，还可能引起痔疮。

因此，孕妈妈在生活上应该特别注意少食多餐，多吃纤维含量较高的蔬菜、水果及粗粮，如：荞麦、燕麦、豆类、山药、竹笋、芹菜、苹果、梨等。此外，还需注意保持心情愉悦，避免焦虑烦躁的状态。同时每日坚持一定量的运动，也可以增加孕妈妈们的腹部力量，增加肠道排便的动力。对于调整生活方式无法缓解的便秘，建议及时就医，切不可自己乱用药物。强刺激作用的润肠剂，如蓖麻油、番泻叶，会使胃肠蠕动增强，使用不当可能引起子宫收缩，不建议作为孕期治疗便秘的泻药。

（四）孕妈妈的双腿浮肿也很常见

到了孕晚期，孕妈妈的子宫会扩大到一定程度，压迫骨盆腔静脉和下腔静脉，使下肢血液回流受阻，造成静脉压升高，引起腿部的静脉浮肿。严重的可能会导致静脉在接近皮肤表面的地方凸出弯曲，呈紫蓝色，那可能就是静脉曲张的症状了。

想要缓解孕晚期的腿部浮肿或者静脉曲张，孕妈妈需要注意尽量不穿过紧的衣服和鞋子；不长时间站立或者坐卧；同时每日坚持锻炼必不可少，散步对于孕晚期的妈妈们来说就是很好的选择。除此以外，还可在睡觉的时候，采取左侧卧位，减少子宫对静脉的压迫，同时在睡觉的时候可以把脚垫高，以促进下肢的血液循环。

此外，随着宝宝一天天地长大，孕妈妈在孕晚期腰部的负担越来越重，也时常会出现腰痛的症状。为了缓解这一症状，处于坐姿时，孕妈妈可以在后腰处垫上孕妇枕，并将双腿放在矮板凳上，缓解腰部压力。睡觉时采取左侧卧的睡姿也能够让腰部肌肉得到放松，缓解腰痛的症状。

怀孕是每个女性成为妈妈的必经之路，可能会面临很多的身体变化，保持良好的心态，出现问题及时就医，自然好"孕"常伴！

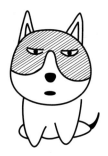

二、怀孕后的药物动力学改变

小雨最近有些烦恼，她的老毛病——牙周炎又犯了。可是作为一名怀孕20周的准妈妈，她却不敢按照往常一样的剂量服用阿莫西林来治疗，担心会不会药物剂量过大对肚子里的宝宝不好。孕妈妈都存在哪些药物动力学改变？该如何调整药物剂量呢？

（一）什么是药物动力学？

要了解孕妈妈的药物动力学改变，需要先了解一下什么是药物动力学。药物动力学指的是研究药物在生物体内吸收、分布、代谢和排泄规律的学科。简单来说，对可口服药物就是药

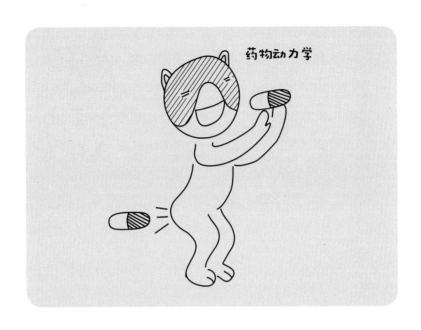

从口中吃进去后是怎么通过胃肠道被吸收进入血液内，并送至生病的部位，然后又如何经过我们的肝脏或者肾脏进行代谢，最后随着尿液或粪便被排出去的过程。

（二）怀孕后的药物动力学改变

由于孕妈妈处于特殊的生理时期，体内的各个系统都会发生一系列的变化，导致药物的吸收、分布、代谢和排泄的过程变得大不相同。

1. 药物的吸收改变。经口服用的药物都是在胃肠道被吸收后进入血液发挥作用的。在怀孕期间，由于孕激素水平的增高，从而导致胃肠道的蠕动减慢，可能导致药物的达峰时间延迟。另外，部分孕妈妈还存在孕吐的情况，经口服的药品可能被吐出，这同样影响药物的吸收。

2. 药物的分布改变。在孕期，孕妈妈的血浆容量经历了一个从孕早期缓慢上升，孕中期快速上升，到孕30~34周以后仅轻度上升的过程，整个孕期血容量会增加30%~50%。孕妈妈血容量增加，导致药物的表观分布容积变大，药物浓度降低。好比一杯浓盐水，往里面加大量的水稀释，味道就会变淡。此外，由于孕妈妈血容量的增加幅度远大于血液细胞的增加幅度，因此血液被稀释，血浆蛋白浓度逐渐降低，血液中游离药物比例增加。如：血浆蛋白结合率达90%的苯妥英钠，到妊娠期第三阶段，相比于基线水平，妊娠妇女的血液总浓度下降了61%，但游离浓度仅降低18%。因此，若需要使用血浆蛋白结合率高的药物，需检测血浆内游离药物的浓度，及时调整剂量。另外，妊娠期孕妈妈服用的药物，除了在母体有分布外，还可通过胎盘屏障，进入胎儿体内，对胎儿产生影响。因此，妊娠期服用药物需特别注意其对胎儿的影响，这点我们会在后面的章节进行详细的讲解。

3. 药物的代谢改变。体内药物的代谢主要在肝脏进行，其中重要的生物转化物质为肝微粒体酶。妊娠期孕妇体内孕酮的水平升高，会影响肝脏细胞内的代谢酶活性。其中一部分代谢酶的活性增加，经过这些酶催化代谢的药物需要酌情增加剂量以避免药效不足；一部分代谢酶的活性降低，那么经过这些酶代谢的药物可能需要减量以避免药效过强。

4. 药物的排泄改变。肾脏是多数药物排泄的主要器官，从怀孕4个月起，孕妇的肾血流增加，肾小球滤过率增加，可能导致肾脏排泄的药物增多。而对于妊娠合并肾功能不全、妊娠期高血压疾病累及肾脏功能时，药物的排泄可能因肾脏功能受到影响而减慢，这使药物更容易在体内蓄积。因此，具体情况需具体分析。

总的来说，孕期用药需特别注意药物对胎儿是否安全。由于孕妈妈处于特殊的生理状态，所以药物代谢会发生很大的变化，需根据医生和药师的建议调整剂量。

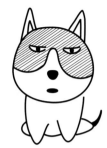

三、胎盘不是宝宝绝对的"保护伞"

怀孕的小小最近有点郁闷，总担心自己吃得不够导致宝宝营养不足，又担心吃得太多导致宝宝营养过剩，不过听到朋友

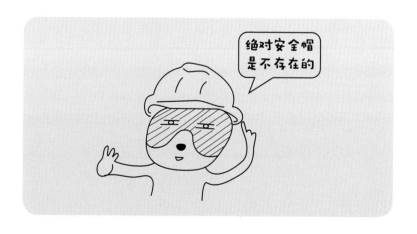

讲不必担心，孕妈妈消化吸收的各种营养不会直接进入胎儿体内，而是由连接二者的胎盘"过滤"才会供给胎儿。小小听了又开心又疑惑，这个神秘的胎盘到底是什么，真的有这么强大的功能吗？

（一）神秘的胎盘是什么？

胎盘是胎儿与母体之间物质交换的重要器官，是人类妊娠期间由胚胎胚膜和母体子宫内膜联合长成的母子间组织结合器官。胎儿在子宫中发育，依靠胎盘从母体取得营养，而双方保持相当的独立性，对于维持正常妊娠起到重要作用。胎盘由羊膜、叶状绒毛膜和底蜕膜三部分组成，前两者构成胎盘的胎儿部分，底蜕膜则构成胎盘的母体部分。

羊膜是胎盘的最内层，是附着在绒毛膜板表面的半透明膜，无血管、神经及淋巴，光滑并有一定的弹性。胚胎发育至13~21天时绒毛逐渐形成，约在受精后第3周，当绒毛内血管形成时，建立起胎儿胎盘循环。与底蜕膜相接触的绒毛即为叶状绒毛膜，是妊娠胎盘的主要组成部分；绒毛末端悬浮于充满母血的绒毛间隙中的称游离绒毛，长入底蜕膜中的称固定绒毛。蜕膜板长出的胎盘隔，胎儿叶不完全地分隔为母体叶，每个母体叶包含数个胎儿叶，每个母体叶有其独自的螺旋动脉供应血液。孕妈妈子宫螺旋动脉穿过蜕膜板进入母体叶，母体与胎儿间的物质交换均在胎儿小叶的绒毛处进行，胎儿血液是经脐动脉直至绒毛毛细血管，经与绒毛间隙中的母血进行物质交换，两者并不直接相通。

（二）胎盘有什么功能？

胎盘对于胎儿生长甚至存活意义重大，具有诸多功能。①物质交换功能。气体交换，即氧交换，二氧化碳交换；营养物质提供，供给胎儿发育所需要的所有营养物质，排除胎儿体内的代谢产物。②防御功能。尽管胎盘的屏障作用极为有限，但对有些细菌、病原体和药物有一定的屏障功能。③合成功能。如：合成人绒毛膜促性腺激素、人胎盘生乳素、雌激素、孕激素、缩宫素酶、耐热性碱性磷酸酶、细胞因子与生长因子。④免疫功能。使母体不排斥胎儿。⑤贮藏功能。妊娠初期，大量的营养物质（蛋白质、糖原、钙、铁等）贮存于胎盘细胞内，以供胎儿生长需要。⑥代谢调节功能。胎盘有相当于肝脏的功能，发育后期，胎儿肝脏逐渐生长发育完备，胎盘的代谢调节功能才逐渐减退直至消失。

（三）有胎盘在，宝宝就可以"高枕无忧"了吗？——NO！

胎盘确实能行使消化道、肺、肾、肝和内分泌腺的多种功能，且能调节这些功能来保护胎儿和母体，使妊娠顺利进行。但是，胎盘的调节及屏障作用极为有限，不能以为有了胎盘存在，就可以"为所欲为"了。胎盘自身本就不是"坚不可摧"的，一些常见胎盘异常就足以说明问题。如前置胎盘，正常情况下，胎盘应附着在子宫的前、后及侧壁上，但是在某种情况下，胎盘像小帽子那样附着在子宫颈内口的上方，恰好戴在胎儿的头部或臀部。又如胎盘早剥，正常位置的胎盘，在胎儿还没出生以前，是紧贴子宫壁的，如果在这个时期脱离子宫壁，就称为胎盘早剥。胎盘早剥和前置胎盘都是妊娠晚期流血的主要原因，甚至可能引发险情。一旦险情发生，应争分夺秒地让胎儿产出，子宫方能得以迅速收缩而止血。再如一些异常形态胎盘，受孕时，如果孕卵植入在子宫角部，可能形成双重胎盘、肾形胎盘、马蹄形胎盘，或在胎盘上形成深沟。如果叶状绒毛膜沿着孕卵周围发育，就会形成长而薄的胎盘，医学上称为膜样胎盘。孕卵植入部位正确，但植入部位的子宫黏膜有炎症病变，就会形成副胎盘。这些形态各异的胎盘，分娩时很容易残留在子宫腔内，是造成产时、产后出血和感染的重要原因之一。另外，胎盘虽然有一定的屏障作用，但是其作用极为有限。各种病毒及大部分药物都可以通过胎盘屏障。细菌、弓形虫、衣原体、螺旋体不能通过胎盘屏障，但可在胎盘部分形成病灶，破坏绒毛结构后进入胎体感染胎儿。而药物通过胎盘的量取决于药物本身的性质、用药剂量及孕周等。

所以，孕妈妈千万不可以为有了胎盘这把"保护伞"在，而"为所欲为"，有了胎盘的保护，胎儿并不一定可以"高枕无忧"，定期产检一定不能少！

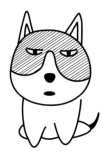

四、胎儿药物代谢vs母体药物代谢，我们不一样

　　小小怀孕后一直在思考一个问题，如果自己吃维生素或者药物，宝宝是不是或多或少也会吸收一些，可是能吸收多少

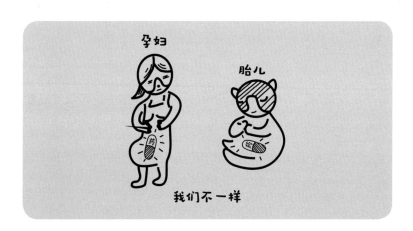

呢？会不会有的药对孕妈妈而言有利于身体健康，但对宝宝却会产生不良影响呢？

（一）药物代谢是什么？

药物进入体内通常会经历吸收、分布、代谢和排泄几个过程，其中药物代谢是指药物在体内多种药物代谢酶的作用下，化学结构发生改变的过程，又称生物转化。药物的代谢反应大致可以分为氧化、还原、水解和结合四种类型，有些药物可以同时通过几种反应进行代谢。多数药物经过代谢，其药理作用被减弱，成为无药理活性药物；少数药物（如环磷酰胺）经过代谢由无药理活性变为有药理活性的代谢物，发挥治疗作用。

肝脏是药物代谢的主要场所，此外，近年来研究发现有些药物可以在肠壁内代谢。药物代谢会受到很多因素的影响，如给药途径、给药剂量、药物代谢酶的活性以及性别、年龄、个体差异、疾病、饮食等。

（二）胎儿和母体的代谢区别会产生什么影响？

胎儿不同于成人，胎儿体内的药物代谢受胎儿的发育时间、胎儿循环、组织构成及代谢特点等多因素的影响，如：胎儿的体脂量明显低于母体，脂溶性药物及其代谢产物容易经胎盘排出胎儿体外，而水溶性药物及其代谢产物易在胎儿体内蓄积，使其与孕妈妈的药物代谢产生截然相反的效果。

由于二者代谢有显著区别却又紧密联系，如用药不当，对孕妇、胎儿都可能产生不良影响。举个例子，与体重相比，胎儿脑的重量远大于成人，脑组织中脂肪含量较多，血脑屏障尚未完善，来自母体的药物如地西泮（安定）等的中枢镇静剂容易在脑中蓄积，此类药物对胎儿脑的发育及功能完善有可能产生不良影响。

因此，必要的母体治疗及胎儿治疗必需用药时，应遵循以下基本原则：①孕妇用药一定要有明确的目的性，并应权衡利弊。②在妊娠初期，非十分必要的情况下，要尽可能避免或限制用药。③必需用药时，尽可能选择经过长时间临床应用的、已被证明相对安全的药物而少选用临床经验不足的新药。

药物在体内的代谢受多方面因素的影响，即使同一药物，由于胎儿个体差异、孕妈妈妊娠周数的不同仍会产生较大差别，孕妈妈一定要牢记用药务必考虑代谢问题，因为"你们不一样"！

第二章

孕期常见疾病用药

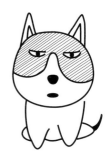

小雨自从怀孕以来，几乎每天都受到孕吐的折磨。痛苦不堪的小雨每天尝试着各种食疗、偏方，但都不见疗效。孕吐难受应该怎么办？恐怕是众多孕妈妈的疑惑。那么到底该怎么办，我们现在就来看一看。

（一）孕吐是什么，孕吐难受该怎么办？

孕吐是妊娠早期的常见症状，一般出现在孕6周左右，至孕16周左右减轻或消失。大部分孕期女性都会经历这一难熬的阶段，因此孕吐反应也被众多影视作品作为女主角怀孕时的主要演绎方式。

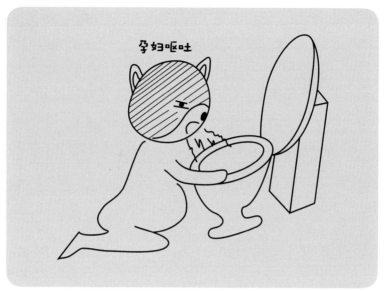

孕妇呕吐

　　孕吐的规律性和严重程度因人而异。一天中，大部分孕妈妈在早晨会有较明显的孕吐现象，但也有人会出现"一日三吐"的情况。孕妈妈有时也会发现，孕吐在一周、一月或某段时间内有规律性地或每隔几天会明显发作等。孕吐的规律性与个人体质、饮食习惯等有关，孕妈妈需要关注自己的孕吐规律。孕吐严重程度受较多因素影响，如年龄、身体状况等。因为轻度的孕吐是正常现象，所以无需过分担心。可以尝试避免油烟等刺激性气味，少食多餐，含姜片或饮姜茶等方式减少孕吐。但严重的孕吐会导致营养不良、电解质失衡等不良状况，进而影响孕妈妈的身体健康和胎儿生长。因此，孕吐次数过多，难以承受，或影响正常饮食时，为了自己和孩子，孕妈妈一定要注意及时就医！

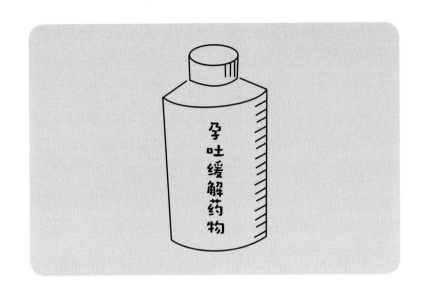

（二）缓解药物有哪些？

虽然孕吐的生理过程未能被彻底阐明，但是临床上还是有众多的缓解药物和辅助手段，来帮助孕妈妈度过这段难熬的孕吐期。

缓解药物中，最为常用也最为孕妈妈熟知的，就是维生素B_6。

其他临床可用的止吐药物还有苯海拉明、甲氧氯普胺、昂丹司琼等。苯海拉明是一种抗组胺药，除了用于治疗妊娠期恶心呕吐外，也常用它来治疗妊娠期过敏性疾病，如配合一些孕期可用的鼻喷剂治疗过敏性鼻炎。甲氧氯普胺，又名胃复安，治疗孕吐的安全性相对较好，在孕早期使用没有增加胎儿畸形、自然流产等风险，是目前应用较多的治疗药物。昂丹司琼是一种5-羟色胺受体拮抗剂，多用于预防和治疗化疗过程中引起的恶心呕吐。动物研究数据表明昂丹司琼在孕期使用是安全的，有限的人类研究数据显示在孕早期使用昂丹司琼导致胎儿先天性畸形的风险不高，但心血管畸形和腭裂风险可能有小幅度升高。加上严重孕吐可能导致低钾血症，而有低钾血症不能使用昂丹司琼，所以不推荐在孕早期使用。

对于孕吐反应，除了服用医生处方规定的缓解药物，目前也有一些辅助方法可以减少它的影响。清淡饮食，避免过度摄入油腻食物，避免吸入刺激性气味、合理膳食口味搭配等均有助于减少孕吐反应，但是请牢记：辅助手段不治本，孕吐严重早就医！怀孕期间，注意饮食搭配，保持一定的运动量，避免过度劳累，若出现较大的情绪波动，及时接受心理辅导，这些均能在一定程度上减少孕吐反应，提高生活质量。孕吐难受别担心，缓解药物可帮你，生活习惯要改善，心情平缓放轻松。

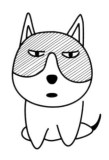

二、当孕期遇上贫血，它们能让你安全通关

孕妈妈常常头晕目眩，手脚无力，有时食欲不振，呕吐水肿，这往往是贫血导致的。孕期贫血，临床上称之为妊娠贫血，可发生于孕期的各个阶段，也是妊娠期最常见的合并症之一。妊娠贫血属于高危妊娠，可导致孕妇抵抗力下降，对分娩和手术耐受力差，增加了孕妇生产所面临的风险。世界卫生组织资料显示，全球约一半的孕妇合并贫血。妊娠贫血虽然发生率高、风险大，但仍然可检可控。因此，详细了解贫血的病因及预防，按时进行相关检查，及时科学地进行治疗，就能安全"通关"。

（一）什么是妊娠期贫血？

贫血，主要是指人体外周血红细胞容量下降且低于正常范围值的临床症状。红细胞是血液中数量最多的血细胞，也是体内运输氧气的最主要载体，红细胞下降会导致运输氧气能力不足并出现一系列继发反应。

贫血的发病机制有多种，遗传因素、营养缺乏、细胞自身异常、大量失血等都可能导致不同程度的贫血。按照贫血的临床特点可以有不同的分类，例如：依照进展速度可分为急性、慢性贫血；按红细胞容量可分轻度、中度、重度和极重度贫血。

妊娠贫血在妊娠各个阶段均有发生，但在妊娠晚期较为常见。多见于初产妇，后续妊娠时易复发。如不及时处理，重症者可引起流产、早产、胎盘早剥、胎儿生长受限等不良结局，常伴有呕吐、水肿、高血压、蛋白尿。妊娠贫血起病较急，贫血程度较重，因此需要及早预防、发现、治疗。

（二）妊娠贫血的预防和检查

孕妇对贫血的预防，除了要了解贫血的发生原因，还要按时进行相关的检查。

贫血的检查，即红细胞容量的测定，通常以血红蛋白（Hb）浓度作为主要指标。孕妇血容量增大，血浆增加量多于红细胞增加量，导致血液被稀释，出现生理性贫血，血红蛋

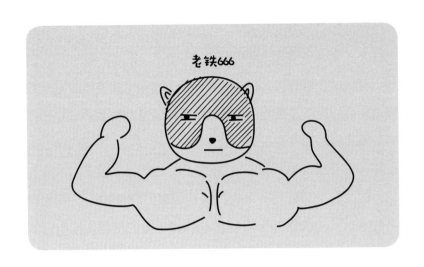

白相应有所降低。一般认为妊娠期血红蛋白低于110克/升可诊断为妊娠合并贫血。血红蛋白浓度也会受到海拔高度、合并疾病、脱水等原因产生波动，因此在诊断贫血时也需要医生结合患者实际情况。

缺铁是除生理性贫血外妊娠期贫血最常见的病因。因此，在进行血常规检查的同时，往往需要同时检测血清铁蛋白等指标来判断是否缺铁。

在确定病因时，还可能需要检测血清叶酸水平、红细胞叶酸值、血清维生素B_{12}水平。

（三）妊娠期贫血的治疗

妊娠期贫血主要是铁、叶酸、维生素B_{12}和蛋白质缺乏导致的，因此其治疗也以相关营养元素的补充为主。

　　铁元素是血红蛋白形成的必要元素。铁元素在自然界中存在三价与二价两种价态，其中人体可以利用的是二价铁离子。因此，当出现铁元素缺乏导致的贫血时，需使用铁剂补充铁离子以供血红蛋白合成。常见的铁剂有硫酸亚铁、琥珀酸亚铁、葡萄糖酸亚铁、右旋糖酐亚铁、多糖铁复合物等，剂型有片剂、口服液、注射剂等多种。每种铁剂含有的铁元素含量是不同的，需要根据孕妈妈的贫血程度选择适合的铁剂。口服补铁剂时，需注意用药配伍及饮食搭配，维生素C可改善铁的吸收，而同时饮用咖啡、牛奶、茶等会影响铁离子的吸收。由于铁剂通常对胃肠道有一定的刺激作用，空腹服用时易导致恶心、上腹疼痛、便秘、口中有金属味等不适症状，因此建议选

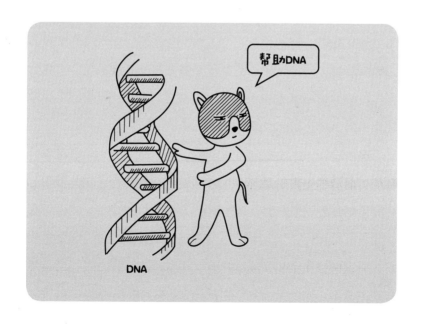

DNA

择在饭后服用。对于大多数的孕妈妈应首选口服补铁。如因疾病原因导致铁离子不能经胃肠道吸收或不能耐受口服铁剂的不良反应，可考虑静脉补铁。正如上文所述，贫血的原因众多，当补铁不能够有效提升血红蛋白浓度时，应注意及时就医检查，服从医嘱更换药物或疗法。

叶酸是DNA合成过程中重要的辅酶，在体内代谢生成四氢叶酸参与众多生理反应。叶酸缺乏时会导致DNA合成障碍，这不仅影响孕妇本身造血组织的正常功能，导致巨幼红细胞性贫血，同时也会影响胎儿的正常发育。我们提倡育龄女性从备孕前3个月开始每天补充叶酸0.4~0.8毫克至整个孕期，一方面是因为叶酸的补充可以有效预防胎儿神经管畸形，另一方面也可以预防孕妇自身缺乏叶酸。通过血清叶酸值、红细胞叶酸值等检查可及时检测孕妇体内的叶酸含量，必要时辅助判断是否需额外补充叶酸。叶酸的补充可依靠饮食调节，多吃绿叶蔬菜、动物肝脏等。使用叶酸补充剂也是补充孕期叶酸的重要方式，大多数孕妈妈补充0.4~0.8毫克即可满足需要，因叶酸缺乏导致妊娠期贫血者，需根据医嘱进行补充。

维生素B_{12}可促进蛋白质的合成，对人体的造血功能和神经系统有重要的影响。缺乏时也会导致孕妇体内造血功能受限，引发巨幼红细胞性贫血。维生素B_{12}是水溶性维生素，主要存在于动物性食品中，如：牛肉、瘦猪肉、动物肝脏等。必要时也可选择口服维生素B_{12}进行增补，口服时应避免与维生素C含量丰富的水果、维生素C片等共服，避免影响维生素B_{12}的吸收。

维生素B$_{12}$过量时会产生不良反应，摄入过多会抑制叶酸的吸收和代谢，因此也应当咨询医生后再进行服用。

不难看出，妊娠贫血是一种常见的、可控的疾病，注意饮食搭配，合理摄入营养，按时产检和就医，及时补充缺乏的营养，就可以安全"通关"。

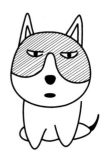

三、高血压不用怕，这些药物帮助你

　　住在隔壁的小丽得知怀孕的第一天就购置了一套进口血压仪，为了及时发现妊娠期高血压，她每天5次检测自己的血压

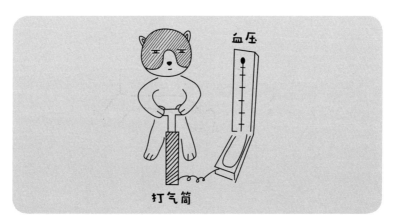

变化，血压一有波动就开始担心。血压的定时检测是一种良好的习惯，但是孕期高血压到底该如何预防和治疗呢？

（一）什么是妊娠期高血压？

妊娠期高血压疾病是妊娠与高血压并存的一组疾病，是一种对孕妇和胎儿均有较大影响的常见疾病。这组疾病包括妊娠期高血压、子痫前期、子痫、慢性高血压并发子痫前期和妊娠合并慢性高血压。其中妊娠期高血压定义为妊娠20周后新发的高血压，收缩压≥140毫米汞柱和/或舒张压≥90毫米汞柱，不伴有蛋白尿。

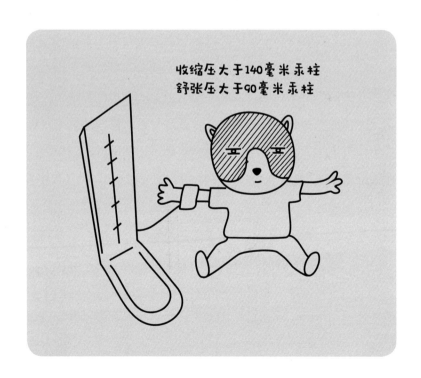

收缩压大于140毫米汞柱
舒张压大于90毫米汞柱

妊娠期高血压的危险因素有很多，首次怀孕、多胞胎、遗传因素、高血压家族史、肾脏疾病、风湿免疫性疾病等均可能增加妊娠期高血压的发生概率，有相关情况的孕妇应特别关注自己的血压变化，及时就医和服药。

（二）孕期高血压的治疗

治疗高血压的药物有很多种，其机制和适用范围均有不同。孕妇作为特殊人群，在选择孕期高血压药物时应格外谨慎。药物治疗的目的在于降低血压，预防子痫、心脑血管意外和胎盘早剥等母胎并发症。降压过程应力求平稳，避免过大波动，也应避免血压过低以保证子宫——胎盘血流灌注。

常用于妊娠期高血压的降压药物，主要有肾上腺素能受体阻滞剂、钙离子通道阻滞剂等。孕妇使用降压药物时，首选方便给药的口服制剂，血压控制不良时也可以选择静脉注射。最常用的口服药物包括拉贝洛尔、硝苯地平等，静脉注射常用药物有拉贝洛尔、酚妥拉明、尼卡地平等。诊断明确的妊娠期高血压患者切不可因为担心上述药物对胎儿的安全性而拒绝服药或自行减量减频次。相反，规律、平稳降压才能保证孕妈妈和胎儿的安全。在出现高血压危象、心血管并发症时，紧急情况下也可以选用硝酸甘油、硝普钠等进行急救和治疗。

孕妇作为特殊人群，有两类常见的高血压药物不适用于孕期的高血压患者：一类是血管紧张素转换酶抑制剂（英文缩写ACEI，如卡托普利、依那普利、贝那普利等），另一类是血管紧张素Ⅱ受体拮抗剂（英文缩写ARB，如缬沙坦、厄贝沙坦等）。这两类药物均有导致胎儿畸形、死亡的风险，因此应避免使用。虽然利尿剂（如呋塞米、氢氯噻嗪等）常用于其他人群中的高血压治疗，但对于孕妇来说使用利尿剂可能会引起血容量减少，胎盘灌注不足，因此应尽可能在医生指导下使用或避免使用。

妊娠期高血压是一种可控、可治的常见孕期疾病，各位孕妈妈一方面要按时监测自己的血压，保持良好的生活习惯，同时也要规律产检，发现异常及时就医，切不可私自服药。

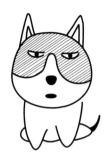

四、孕期做耐糖，药物用降糖

孕妈妈小侯怀孕一段时间后，突然发现自己食量大增、体重超标。去医院检查，发现自己尿糖阳性，医生说是得了妊娠期糖尿病。小侯怀孕前身体健康，家里也没有糖尿病的病史，怎么会突然诊断出了糖尿病？妊娠期糖尿病又是什么？我们一起来了解一下。

（一）什么是妊娠期糖尿病？

孕妇在妊娠期出现高血糖症状，有两种可能的原因：一种是孕妇在怀孕前已有糖尿病，可能在怀孕前并未发现，怀孕时原先隐性的糖尿病加重进而被发现，这种称为糖尿病合并妊

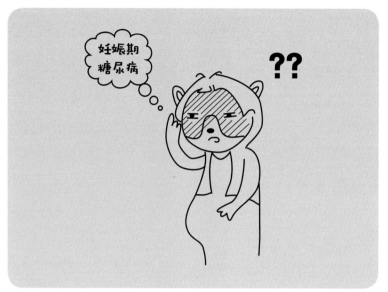

娠；另一种是妊娠前血糖水平完全正常，妊娠后出现高血糖，称为妊娠期糖尿病（GDM）。其中，后一种占90%以上，这类患者的血糖水平多数可以在产后恢复正常。

　　妊娠期高血糖对孕妇和胎儿均有较大的危害。对孕妇来说，高血糖会增加妊娠期高血压、感染、羊水过多等疾病的发生率。对胎儿来说，妊娠期高血糖可能增加胎儿发育异常、巨大儿或胎儿生长受限、流产和早产、胎儿窘迫和胎死宫内等问题的发生率。同时，妊娠期高血糖可能导致婴儿出生后出现呼吸窘迫综合征和新生儿低血糖症。因此，必须对妊娠期的高血糖引起重视，积极控制血糖水平。

（二）妊娠期糖尿病的药物治疗

妊娠期糖尿病的治疗应结合检查指标，坚持个体化治疗的原则。首先应该进行科学的饮食和运动管理，接受专业的医学营养治疗。通过医学营养治疗，适当控制孕期体重增长，保证孕妇和胎儿的合理营养摄入，可使多数患者血糖控制在正常范围。运动可以通过改善外周组织对胰岛素的敏感性来控制血糖，鼓励孕妈妈在身体条件允许的情况下进行中等强度的运动。

如经过饮食和运动控制后血糖仍不能达标，孕妈妈可通过胰岛素来控制血糖。胰岛素的分子量很大，通过胎盘的能力有限，孕妈妈不必担心使用胰岛素治疗对胎儿造成潜在影响。近年来，二甲双胍和格列本脲在妊娠期糖尿病患者中应用的安全性也不断被报道，但因我国还缺乏大规模的研究数据，不推荐孕妈妈在孕期常规使用口服降糖药进行降糖治疗。极特殊情况下（如对胰岛素治疗不耐受）可在孕妈妈充分知情同意后使用二甲双胍降糖。

胰岛素有多种类型，包括超短效胰岛素、短效胰岛素、中效胰岛素、长效胰岛素、预混胰岛素等。妊娠期使用胰岛素，应在饮食及运动的基础上，遵循个体化给药的原则。孕妈妈应掌握胰岛素笔的正确使用方法，同时在使用时监控血糖值，避免低血糖的发生。

药师说药 孕产妇应该这样用药

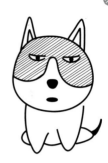

五、甲亢，这个杀手有点"冷"

　　甲状腺机能亢进，简称甲亢，这是让众多准妈妈谈之色变的两个字，如同冷血的杀手，随时威胁着妈妈和宝宝的安全。

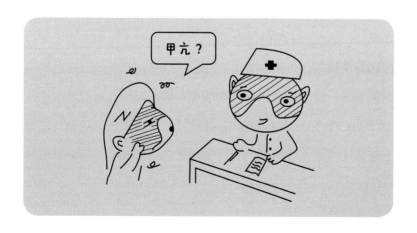

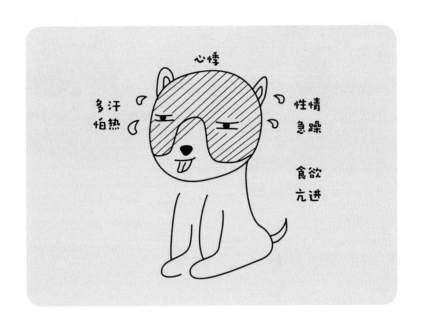

今天，我们来揭开它神秘的面纱。

（一）什么是妊娠期甲状腺功能亢进？

甲亢表现为促甲状腺素（TSH）较低而甲状腺激素水平较高。妊娠期甲状腺处于相对活跃状态，导致血清总甲状腺素（TT4）和总三碘甲腺原氨酸（TT3）增加。正是因为正常妊娠期间甲状腺功能也会发生改变，给妊娠期甲亢的诊断带来一定的困难。除需检查甲状腺功能外，妊娠期甲亢还有些临床表现，如怕热多汗、容易激动、皮肤潮红、心率快、食欲正常下的体重下降等。妊娠期甲亢如得不到良好的控制，可能增加流产和早产、低出生体重儿、子痫前期及胎儿甲状腺功能减退和甲状腺肿等的风险。

（二）妊娠期甲状腺功能亢进的药物治疗

妊娠期甲亢的治疗原则是既要控制甲亢发展，又要保证胎儿的正常发育。首选药物治疗，药物不能控制或不能耐受药物治疗者可考虑在妊娠中期进行手术治疗。孕期严禁用碘131进行诊断或治疗。

妊娠期甲亢的主要治疗药物是硫脲类药物中的丙硫氧嘧啶（PTU）和甲巯咪唑（MMI）。对于孕前既患有甲亢且达不到停药标准的备孕女性，推荐在备孕前1~3个月使用或改用PTU进行治疗，并在孕早期（孕12周以前）继续使用PTU治疗。因为MMI明确可致胎儿畸形，主要表现为皮肤发育不全、鼻后孔和食管闭锁、颜面畸形等，故在胚胎致畸高度敏感期内首选PTU治疗。PTU也有致胎儿畸形的报道（耳、尿道阻塞性畸形等），但整体发生率低于MMI。相对于不治疗可能带来的母胎风险，药物治疗利大于弊，应坚持规律服药。PTU可引起肝脏损害，故孕中晚期优选MMI治疗，如肝功能正常也可不换药。两种药物转换时应特别注意监测甲状腺功能和药物不良反应（主要为血常规和肝功能）。

妊娠期甲亢的孕妈妈应每4周检查一次甲状腺功能，根据检查结果适当调整药物剂量，同时注意监测药物的不良反应。

虽然这个杀手有点冷，妊娠期甲亢仍然是可控的，注意饮食，及时就医，莫让甲亢伤及自己和宝宝！

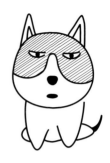

六、孕期阴道炎事小，不重视事大

阴道炎，是育龄女性的常见妇科疾病之一。阴道本身即有阴道杆菌等有益菌群，对外界入侵细菌有一定的抵抗力。但在孕期，阴道炎就变成了一种需要重视的疾病，我们一起来看一下这个容易被忽略但是却影响大的疾病在妊娠期的特殊性。

（一）阴道炎的病因及危害

阴道炎，指的是阴道炎症，通常由微生物感染引起。正常的阴道组织对体外有天然的防御功能，例如阴道口闭合、前后壁贴合及酸碱度平衡等方式，均可以抑制外界细菌的入侵和繁殖。但是，当入侵的细菌等本身毒性较强或阴道本身自然防御功能失衡时，病原体就会在阴道内大量繁殖，引发阴道炎。在孕期，女性体内雌、孕激素明显增加，再加上阴道内糖原合成增加、分泌物增多、阴道酸碱度改变以及妊娠期本身免疫抑制等原因，孕期患上阴道炎的概率大大增加。妊娠期阴道炎由感染的微生物不同，主要分为妊娠合并细菌性阴道病、妊娠合并外阴阴道假丝酵母菌病、妊娠合并滴虫性阴道炎等。需首先明确感染的类型再给予针对性的治疗。但是很多孕妈担心孕期用药会对胎儿造成影响，选择忍受。其实，妊娠期阴道炎除表现为外阴、阴道不适外，还可引起绒毛膜羊膜炎、胎膜早破、早产、低体重儿、产褥感染、母婴垂直传播等一系列母儿并发症，故应重视并及时治疗。

（二）孕期阴道炎的治疗

对于妊娠合并细菌性阴道炎症，目前首选的治疗方案仍为规范口服甲硝唑或克林霉素。国外指南提及也可外用甲硝唑凝胶或克林霉素乳膏进行治疗。长期以来，甲硝唑在孕早期使用的安全性存在争议。但目前来看缺乏其引起胚胎毒性的确切证据。故建议孕妈妈在孕期，尤其是孕早期在充分地知情同意下使用。外阴阴道假丝酵母菌病是更为常见的妊娠期阴道炎类型，俗称"霉菌性阴道炎"。典型的症状为外阴瘙痒、红斑，白带增多，可呈豆腐渣样或凝乳状白带。针对妊娠期霉菌性阴道炎，以阴道局部治疗为首选，包括克霉唑乳膏、咪康唑乳膏、克霉唑阴道片等。妊娠期滴虫性阴道炎可表现为白带增

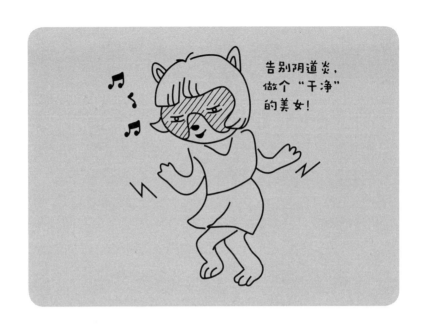

多，呈黄绿色，伴有臭味，有些伴有外阴瘙痒、灼热、疼痛、尿频、尿痛等尿路刺激症状。妊娠期滴虫性阴道炎的首选治疗方案为口服甲硝唑，因滴虫性阴道炎常常合并前庭大腺等其他部位感染，故不提倡局部治疗。

有了足够的重视，做好预防工作，及时遵医嘱治疗，小小阴道炎并不可怕。阴道炎是小病，但是任其发展不加治疗还是可能影响孕妇及胎儿的健康，一定要引起重视哦！

第四章

药——想说爱你不容易

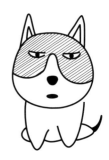

一、怀孕的时候该不该用药？

怀孕的时候该不该用药？该吃什么药？感冒药能不能吃？中药是不是更安全？这些一直是困扰很多孕妈妈的问题。今天

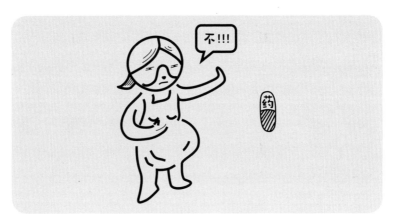

我们一起来看一看，孕期到底该如何用药。

（一）孕期用药的特殊性

大部分的药物是通过人体血液系统循环进而发挥全身作用的，少部分药物（如眼用制剂，阴道用制剂等）仅在局部发挥作用。药物的吸收、分布代谢、排泄受到人体内众多系统的共同调节，如口服药物的吸收受到消化系统功能的影响，药物进入人体后其代谢速度受到包括激素、肝药酶等的调节，而尿液、汗液、胆汁等的分泌会影响药物的排泄。因此，人体的生理状况，会影响药物在人体内的疗效和不良反应。孕妇由于生理变化大，用药具有明显的特殊性。

孕期用药的特殊性主要有两方面，①由于生理变化导致的药物代谢变化。②药物对胎儿可能产生的潜在影响。

妊娠期最明显的生理变化是血容量的增加，增幅可达30%~50%。血容量的增加使得药物进入血液后的浓度更低，因此要达到治疗效果可能需要增加用药剂量。另外，孕妇胃肠蠕动减慢，括约肌松弛，消化功能下降，可能影响口服药物的吸收。其他方面，妊娠期间激素分泌与平时不同，也会影响到药物的作用，甚至引起不良反应。

胎儿发育期间，尤其是器官形成和系统分化时期，易受到药物等外界因素影响导致其发育不良、畸形甚至死亡。胎儿与母体的物质交换主要是通过胎盘进行的。胎盘对物质有过滤作用，仅有部分物质能够通过胎盘，因此，很多药物不能透过胎盘，也就不会对胎儿造成影响。但也有部分药物可以通过胎盘进而被胎儿吸收，这类药物在妊娠期，尤其是妊娠初期需谨慎使用。

（二）合理用药，安全用药

了解了孕期用药的特殊性，孕妈妈们还要树立"合理用药，安全用药"的观念。这不仅仅指使用安全性好的药物，也意味着选择不良反应最小的药物品种，选择最合适的给药途径、剂量和疗程。

提高用药安全性，首先要做到的是不要自己给自己开药方，不要听信土方、偏方。如同之前提到的，孕期身体状况的特殊性使得一些我们熟悉的常备药物也变得充满风险，即使是普通的感冒药、中成药也不要随便服用。

药物的安全性不仅仅取决于药物的种类，也取决于给药途径和给药剂量。对于一些特殊药物，不同的给药途径甚至会影响其治疗目的。例如：硫酸镁在口服时主要作为导泻、利胆药物，而静脉注射在产科通常用于预防和治疗子痫前期及子痫。关于给药剂量，常识中我们都会觉得太高的剂量会导致中毒或其他不良反应，而对于另一些药物，给药剂量不同会产生不同的治疗作用，例如：妊娠期经常会用到的叶酸，在小剂量（0.4毫克/片）时通常作为营养补充，降低胎儿畸形发生率，而在高剂量（5毫克/片）使用时通常用于治疗巨幼细胞性贫血。

孕期用药应尽量选择对母胎安全性证据充分的药物，并使用最低有效剂量和最短疗程。有些孕妈妈想着减少药量可能减少胎儿的宫内暴露，自行将医生开具的药量减半，这种做法是不可取的，很可能因有效药物浓度不足而导致治疗失败或病情延误。

（三）慎用药与禁用药

妊娠期用药的安全性是在药物说明书中必须特殊注明的部分，也是药物安全审核的重点之一。某些药物可能会损伤母体或导致胎儿发育异常，因此孕期用药一定要首先咨询专业医生以减少风险。若不便就医，服药前一定要阅读药品说明书，对于写有"孕妇慎用"的药物要尽可能避免使用，对于写有"孕妇禁用"的药物切勿服用，对于那些妊娠期安全性暂不明确的药物，则应当咨询医生或药师后再使用。

常见的禁忌用药，如：抗生素类的氯霉素、抗癫痫药物丙戊酸、苯妥英钠，都有明确的证据可导致胎儿损伤或畸形。而中药中也有一些被认为应当在孕期禁用的成分，如：斑蝥、罂粟壳等。

总体而言，药物仍然是治疗妊娠期合并疾病的最主要的治疗手段。遵医嘱，合理、安全、谨慎地使用药物，就可以降低用药风险，为孕妇和胎儿的健康护航。

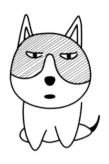

二、怎么分辨药物是否对胎儿有影响

妊娠期使用药物，最担心的就是药物会对胎儿产生不良的影响。众多的药物种类以及复杂的药理机制，使得孕妈妈们难免对药物的安全性产生困惑。例如：什么是药物的不良反应？药物对胎儿会有怎样的影响？如何分辨药物的安全性？

（一）药物的不良反应

因为药物而引起的副作用、毒性作用等通常统称为药物不良反应。药物不良反应出现的主要原因，是因为药物的药理作用较为复杂，在正常剂量、正常用法下，药物发挥治疗作用的

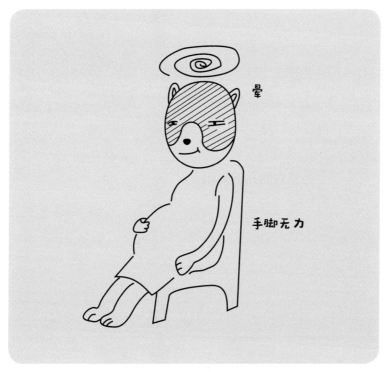

同时仍然可能会引起其他生理作用，导致与治疗无关的不良反应。如：抗生素中的氯霉素，除了能够对致病菌产生杀灭作用，也会影响人体粒细胞的生成，引起粒细胞缺乏症。药物不良反应也与用药人群的身体状况有关。如：常见的另一种抗生素——青霉素，在成年人体内代谢快、浓度低，在老年人体内代谢慢、浓度高，易在老年人体内产生不良反应。药物不良反应的发生，还与人体的遗传因素等有关。同时，药物生产过程中的提纯工艺、杂质种类，对不良反应的产生也有一定的影响。

在药物的研发过程中，不良反应是评价药物安全性的最重要因素。由于不良反应通常与人体生理状况有关，因此药物在特殊人群中的不良反应是药物研发及上市后评价中必须注意收集的重要信息。妊娠期孕妇及胎儿，就是受特别关注的人群之一。

（二）药物对胎儿的影响

胎儿与母体之间是通过胎盘进行物质交换的，胎盘本身对物质具有选择性，并不是所有的药物都能透过胎盘。不能透过胎盘的药物，通常不会对胎儿造成影响。

某些对成年人安全性较好的药物，也可能会对胎儿造成严重的不良影响。因为胎儿处于发育过程中，药物可能会影响和阻碍其正常生长。同时，由于胎儿器官功能尚未发育完全，对药物的代谢、排泄也与成年人不同，可能会让药物难以排出而导致不良反应。

药物对胎儿的影响在孕期有着较明显的时期性。在新生命的最初阶段——受精2周后（一般对应孕3~4周），对药物的反应呈现明显的两极性：若药物严重毒害受精卵，会导致受精卵完全死亡而自然流产；若药物对受精卵毒性弱，受精卵完全不受药物的影响继续生长。在这之后，受精卵会进入到器官分化时期，这一时期是新生命对药物作用最为敏感的时期，也是最容易导致畸形的时期，此期间应尽可能避免或严格控制所用药物的种类和剂量，一定要在医生建议下使用。随着胚胎的进一步发育，其对药物代谢的能力逐渐升高，较少出现严重的致畸性作用，但仍有部分药物对此阶段的胚胎有严重的不良反应，使用时仍需谨慎。

（三）如何分辨药物对胎儿的影响

如今，药物的种类繁多，作用机制众多，联合用药时药物之间的相互作用更为复杂，对于非医药专业的孕妈妈来说，如何分辨药物对胎儿的作用实在是让人有些头痛。所以，孕期用药第一条要牢记的，就是三个字"遵医嘱"，让医生用专业的知识和丰富的经验去判断药物是否会对胎儿产生影响，是最为可靠和安全的。

除此之外，孕妈妈也可以通过另外两种方式大致了解药物的安全性：阅读药品说明书，以及查阅相关指南。妊娠期用药的安全性是药物研发过程中必须收集的信息之一，因此也会体现在药物的说明书中，一般来说在说明书中会明确说明"妊娠期禁用""孕妇慎用"等字样，也有一些药物因缺乏妊娠期使用的安全性数据，在说明书中可能会注明"尚不明确"，因此在使用时更需要听从专业医生的意见。另外，针对妊娠期用药，各个国家药品监管部门及妇产科医师学会都会定时出版和更新用药指南，会对药物在妊娠期使用的安全性进行系统地收集和评价，对于越来越多"学习型"的孕妈妈可以作为用药前的参考。但是，在联合使用多种药物时，由于药物之间存在相互作用，还是应以医生判断为准。

总而言之，分辨药物对胎儿的影响，对于非医药专业的孕妈妈们来说，也并不是阅读天书般无从下手，以遵循医嘱为原则，仔细阅读药品说明书，自己也可多查阅相关的指南和文献，都可以提高对药物的了解，分辨其安全性，保护自己和宝宝的健康！

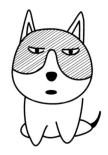

三、孕期这些药，绝对不能碰！

生病需要用药，可是妊娠期该如何安全地用药，哪些药物是绝对不能碰的呢？对于孕妈妈来说，解决这个问题，除了要遵照医生的指导外，也可以借鉴诊疗指南等来避开"雷区"。虽然，诊疗指南通常是权威部门、学术机构面对医护人员做出的指导性文件，大部分需要借助专业的知识和经验来进行阅读和学习，但是对于非医药领域的孕妈妈来说，也有一份通俗易懂的用药指南可以协助孕妈妈进行药物安全性的判断——美国食品药品监督管理局（FDA）公布的妊娠药物分级指南。此指南是最容易读懂的妊娠期用药指南之一。需要提醒大家的是，FDA的A、B、C、D、X分级系统在2015年就已经停止更新

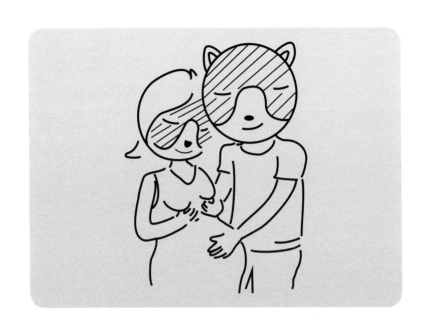

了，取而代之的规则是妊娠和哺乳期标示规则(pregnancy and lactation labeling rule，PLLR)。新规则要求在2015年6月30日以后提交FDA批准的药物需在说明书中体现妊娠期、哺乳期女性使用药物的详细安全性数据及对备孕男女生育的影响。然而这一规则的建立需要逐步完善，且并不是对所有药物都有约束。因此，旧的FDA妊娠分级系统仍然具有一定的指导意义。

我们首先来了解一下A、B、C、D、X分级是如何定义的。

在FDA妊娠药物分级中，所有的药物被分为5个级别：A级、B级、C级、D级和X级。其中以A级、B级药物相对安全，C级、D级需权衡利弊，而X级应尽量规避。A级是在有对照组的药物研究中未发现对胎儿有危害的药物。这类药物通常被认为对胎儿的安全性好，但属于这类药物的品种是非常少的，如适当剂量的孕期维生素、治疗甲状腺功能减退（甲减）的左甲状腺素等。B级药物是指在药物研发进行动物实验时未发现不良影响，或者在动物实验中发现了药物的不良反应，但这些不良反应没有在人类中得到证实。如青霉素、头孢类抗菌药物大多属于此类。A级、B级药物对孕妇及胎儿来说安全性较好，孕期如需接受药物治疗，应在同类别药物中首选A级、B级药物。

　　C 级药物是指在动物实验中证明药物对胎儿有害（致畸或致胚胎死亡等），或尚无设对照的妊娠妇女研究，或尚未对妊娠妇女及动物进行研究。通俗地讲，就是对动物胚胎有害的药物，或没有在孕妇群体中经过严格对照的临床试验的药物，或者在动物和人体中均没有进行孕期安全性实验研究的药物。符合这三种情况其中一种的，即归类于C级药物。D 级药物是指有明确证据显示，药物对人类胎儿有危害性，但尽管如此，孕妇用药后绝对有益（例如用该药物来挽救孕妇的生命，或治疗用其他较安全的药物无效的严重疾病）。对于C级、D级药物，我们的使用原则是"权衡利弊"，仅在用药对孕妇的益处大于对胎儿的危害时方可使用。

　　X级药物是指对动物和人类的药物研究或人类用药的经验表明，药物对胎儿有危害，而且孕妇应用这类药物无益，因此禁用于妊娠或可能怀孕的患者。例如可致"海豹胎"的沙利度胺、可致后代泌尿生殖系统发育异常的己烯雌酚、他汀类降脂药、抗病毒药利巴韦林等即属于此类药物。

　　A、B、C、D、X分级系统存在一些局限性。如：一种药物在动物研究中没有发现对胚胎的不良影响，即使没有进行人类孕妇的对照研究，它也可以被定为B级。其次，在A、B、C、D、X分级系统停止更新以前，某一种药物的分级并不是一成不变的，例如：治疗焦虑症和抑郁症的帕罗西汀，在动物试验中没有发现增加后代先天异常的发生风险而被定为C级，但随着人类使用的数据发现，孕早期服用帕罗西汀有增加后代先天畸形特别是心脏畸形的风险，故将帕罗西汀由C级改为D级。其他局限性还包括，部分药物（尤其是新药）没有被分级；分级无法体现孕早、中、晚期的安全性等。因此，A、B、C、D、X分级系统不能作为判断孕期能否使用的唯一标准，但仍然具有一定的参考意义。

那么说完了西药，我们再来看看中药和中成药。

中药和中成药的妊娠期安全性通常缺乏临床试验数据，且常常配伍使用，难以对每种成分进行明确的妊娠安全性评估。根据中医长期积累的经验和医书记载，主要的禁用药物是有剧性泻下、逐水、催吐、破血通经、香窜通窍类的药物，这也与西医认为的孕妇需要禁用的药物作用类似。根据《中国药典》记载，妊娠期禁用的中药包括雄黄、马钱子、蜈蚣、川乌、巴豆、商陆、麝香、罂粟壳、天仙藤、两头尖等，慎用的中药包括人工牛黄、川牛膝、肉桂、附子、通草、硫黄、常山、蟾酥、红花、姜黄、大黄、番泻叶、芒硝等。中成药的配方和剂量也较为复杂，需要专业医生的经验进行判断。

总体来看，妊娠期禁用药物的判断，仍要以医生专业意见为准，不管是药品说明书，还是旧的FDA妊娠分级系统，都不能作为判断药物能不能在妊娠期使用的唯一标准。而专业的医生和药师，会根据您的具体情况综合多个参考资料及丰富的临床经验，帮助您选择对您和胎儿"利大于弊"的药物。孕期安全用药，从"遵医嘱"做起。

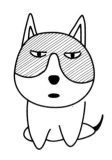

四、外用药，放心药？

小米怀孕6个月了，平时对于食物、口服药物都非常严谨，但由于皮肤问题经常会自己购买和使用各种药膏，用她的话说"擦的外用药，都是放心药"。事实真的如此吗？外用药物会不会对孕妇和胎儿造成影响呢？

（一）什么是外用药？

外用药物一般在皮肤或黏膜处使用，微量或不进入血液循环，仅在用药处发挥局部作用。常见的外用药物剂型有软膏、滴眼液、酊剂、栓剂，此外还有霜剂、粉剂等，中药中还有膏药等特殊的类型。外用药物由于经皮肤或黏膜吸收较少，一般

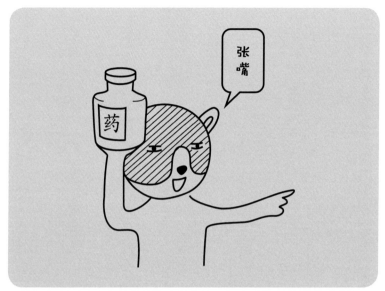

不作为全身治疗用药，仅在用药的局部范围发挥作用，如医用酒精、碘酊等一般用于皮肤表面杀菌；克霉唑软膏等抗真菌药物多用于体癣、手足癣等皮肤真菌感染；莫匹罗星软膏主要针对细菌感染。外用糖皮质激素种类繁多，孕期首选中–低效价糖皮质激素，如0.05％地奈德乳膏、0.1％丁酸氢化可的松软膏等。常见的栓剂，如针对生殖道感染的阴道栓等，也是通过局部作用杀灭致病菌而达到治疗目的。

通常我们使用的药物之中，除了发挥治疗作用的活性成分，还包括了该制剂中的辅料。如：口服片剂，通常用淀粉或葡萄糖作为辅料，通过压缩，变成完整的片状。而胶囊、缓释片等是通过多种辅料的共同作用，来保护其中的活性成分，使其在特定的部位或时间被人体吸收。外用药物也是如此，要使外用药物具有相应的黏稠度、湿度等特征，就需要使用多种辅料。简单一些的药物，如碘酊，需要以酒精作为溶剂，酒精同时也发挥一定的杀菌作用。而软膏、栓剂等所需要的辅料种类就更多，通常是多种物质混合而成。常用于软膏中的辅料，有三酰甘油、聚乙二醇、防腐剂等。

（二）外用药有哪些风险？

外用药物的风险主要来自于两方面，一个是活性成分，即药物本身，另一个是构成该制剂的其他辅料。

虽然外用药物本身进入人体血液循环的量较少，但也与外用药物的使用量有关，比如与软膏剂的涂抹面积等因素有关。大范围地使用外用药物，可能会导致进入人体血液循环的药物量较高，会导致母体和胎儿出现不良反应。一些药物可以通过胎盘屏障进而被胎儿吸收，可能会影响胎儿的正常发育。即使是安全性较好的外用药物，也应尽可能避免大范围使用。以外用糖皮质激素为例，有报道称强效/超强效外用糖皮质激素有增加唇腭裂、胎儿生长受限的风险，应作为二线用药，且用药时间尽可能短。相比之下，系统评价显示弱效/中效外用糖皮质激素并未显著增加不良妊娠结局，故可优先使用。另外，与涂抹的部位也有关。在皮肤褶皱处、外阴、眼睑等高吸收区域使用时应更加谨慎，以减少不良事件的发生率。

药物制剂中的辅料也可能对孕妇和胎儿造成伤害。辅料中其他的成分，如防腐剂、润滑剂等也可能造成过敏、刺激等不良反应，皮肤敏感、易过敏体质的孕妇在妊娠期使用外用药时应当格外注意。

（三）需禁用和慎用的外用药

跌打损伤类的外用药物，多是针对因孕期体态变化导致的疼痛或酸痛，但镇痛类药物切忌随意使用。常见的外用药——利多卡因乳膏相对较为安全，而另一种药物——双氯芬酸软膏则需要在妊娠前三个月避免使用。这一类的药物包括较多的中药药物，如风油精、清凉油等。虽然看似日常用品，但风油精、清凉油中多含有樟脑成分，孕期妇女对樟脑代谢慢，大量使用易导致樟脑透过胎盘，严重时会导致胎儿死亡。此外，含有巴豆、蜈蚣、甘遂、芒硝等妊娠期禁忌的中药，如马应龙痔疮膏、云南白药膏、壮骨麝香止痛膏等，在孕期应避免使用。

外用药物由于吸收少、仅在局部发挥作用，安全性的确比口服药物更好。但并不代表外用药就是放心药。孕妈妈在使用药物前仍应当咨询医生，仔细阅读说明书，对自己和宝宝的健康负责。

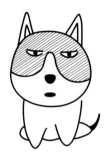

五、药物和某些食物的"相爱、相杀"

经常会听到医生说："这个药一定要饭前吃，那个药要饭后吃"。吃饭为什么会影响用药呢？每天吃进去的食物，与服

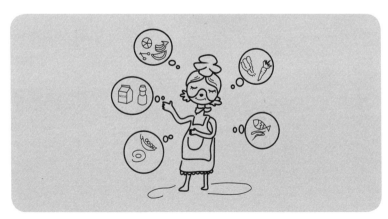

用的药物之间到底有什么样的神秘关联呢？

药物从进入人体、发挥作用直到被排出体外，大致要经过吸收、分布、代谢、排泄这几个过程，不同的药物、不同的给药方式，这一过程可能会略有不同。日常的普通食物，就是通过影响这一过程中的某个或多个阶段，进而与药物"相爱"或"相杀"的。

（一）食物影响药物的吸收

药物的吸收，指的是药物进入人体血液循环的过程。药物吸收过程最为典型、受食物影响最大的，是口服类的药物。口服类药物在胃肠道中受多种消化液的影响，药物中的活性成分逐渐从药片、胶囊中释放出来，被消化道吸收后进入血液循环进而发挥药效。食物的摄入会影响胃肠道的状态，包括pH值、运转时间等。同时，食物本身可能与药物发生络合等其他化学或物理作用，进而影响药物的吸收。

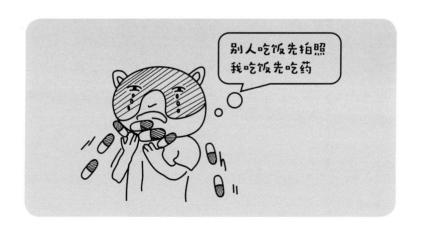

吃饭之前，胃肠道内基本排空，此时胃液等消化液分泌较慢。食物摄入后，胃液分泌增加，胃肠道pH值改变，且由于食物的存在，胃部排空的速度降低。虽然大部分药物是在小肠部位被吸收进入血液循环，但是其需要在胃部进行溶解和释放。胃部排空的速度，会影响药物在胃部停留的时间，因此对于溶解较慢、较难从药片制剂中释放出来的药物，在胃部停留时间延长，有利于药物的释放和吸收。同时，长时间处于胃部这种充满酸性消化液的环境中，药物本身可能会因为胃液pH降解、失活，导致能够被实际吸收的有效药量减少。

食物的种类也显著影响药物的吸收，其中高脂类食物对药物的影响最大。高脂类食物主要是通过促进胆汁分泌，进而增加脂溶性药物的溶解来影响药物吸收，如：灰黄霉素（抗真菌药物）在高脂饮食后服用，其吸收增加近一倍。食物中的其他成分，如蛋白质、金属离子等也可能影响药物的吸收。四环素（抗生素）、异烟肼（抗结核药物）会与食物中的铁、钙等金属离子形成络合物，导致人体难以吸收；丹参酮（心血管药物）会因为豆奶等食物中的蛋白质作用而形成不溶物，从而影响药效。食物本身在胃肠道内吸附水分而形成的黏稠阻碍作用，也会导致像卡托普利（抗高血压药物）等在胃肠道壁处的吸收，降低可利用度。

食物影响药物吸收，还可以通过包括影响内脏血流量、食物中特殊成分造成药物降解等方式。虽然饭后用药会影响一些药物的吸收，但是饭后服药可以降低药物对胃肠道的刺激作用，因此尽管吸收利用度有所降低，但有时仍会优先考虑饭后服用这一类药物。

（二）食物影响药物的代谢

食物影响药物的代谢有两种主要的方式，①由于长期饮食习惯或短期营养物质摄入量导致的血液学变化引起的影响，例如：高血脂、低蛋白血症等引起的药物转运、代谢变化。②由于食物对酶活性影响导致的药物代谢变化。药物在人体内，通常通过肝脏的酶系进行代谢，之后才能通过尿液等排出，食物可以通过干扰肝酶（如CYP3A4等）的活性，减缓药物的排出。食物中对肝酶作用最明显的是热带水果——西柚。西柚与药物同服，导致肝酶代谢药物的速度明显变慢，药物在血液内

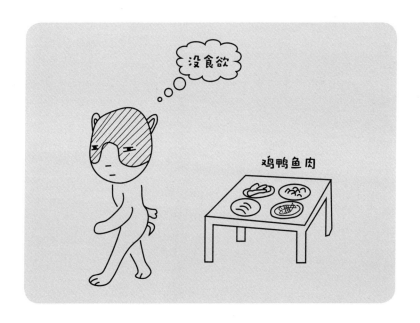

的浓度高且维持时间长，对药效造成影响。如：降压药物与西柚汁同服，降压药物浓度高、降压持续时间长，超出治疗需要，反而导致低血压症状；他汀类降脂药本身有导致横纹肌溶解的不良反应，与西柚同服时，由于血药浓度高且持久，不良反应出现的概率明显增高；华法林等抗凝药物与西柚汁同服，导致凝血作用明显降低，出血风险升高。与西柚作用类似的，还有番石榴等水果，在用药时应尽可能避免与这些水果同服。

（三）食物影响药物的排出

药物从人体内排出，也称为药物的排泄。一般来说，药物排泄主要通过肾脏，即通过尿液排出。尿液的理化性质会影响药物及其体内代谢产物的溶解性，进而影响到药物排出体外的速率。常见的食物中，如肉、鱼、蛋等在体内代谢生成较多的

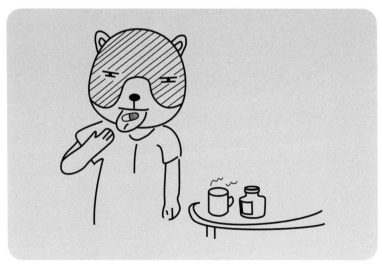

酸性物质；豆类、植物等在体内代谢生成较多的碱性物质。这些食物代谢物也通过尿液排出，故影响尿液的酸碱性，影响药物排出。食物对药物排出，相对于其对吸收、代谢的影响较小。

食物和药物，尤其是口服药物，都是通过类似的途径吸收、代谢和排泄，因此在同服时需要注意其时机，遵照科学原理，依据医生指导或说明书进行服用，更好地发挥药物作用，避免影响药效。

第五章

用药误区需谨慎

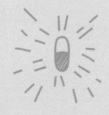

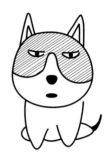

一、怀孕前后用药安全须知

吴女士自打备孕开始，可以说是处处小心谨慎。每天均衡饮食，规律作息，无奈百般注意下还是感冒了。于是服用了一

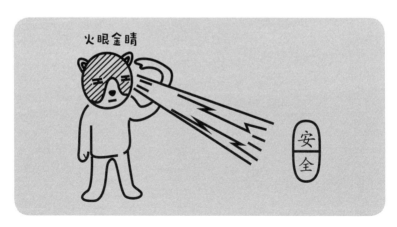

些感冒药，想尽快改善症状。如今，感冒症状是得到了缓解，吴女士却犯了难，辛苦备孕了3个月，现在吃了感冒药，要过多久才能安全怀孕呢？

药物是否会对宝宝产生影响，取决于药物本身的性质和从体内清除的时间。以口服药物为例，药片进入胃肠道之后，其中的药物溶解出来，从而被胃肠道吸收进入血液，再通过血液循环系统被运送到身体的各个部位。当药物被运送到肝脏时，肝脏中的药物代谢酶会对一些药物进行加工，使药物的活性发生改变。大多数的改变是把有效的药物成分变成活性较低或没有活性的代谢物，也有一些改变是把原本没有活性的成分变成有治疗作用的活性成分。当然，也有一些药物不经过肝脏的"加工"，直接以原形通过尿液、粪便、汗液等排出体外。至此，一个小药片的使命就完成了。

那么，我们可以通过什么指标来了解药物多久能从人体内消失呢？

在药品说明书上，我们通常可以在【药动学】部分看到"半衰期"的字样。所谓半衰期，是指药物在血浆中最高浓度降低一半所需的时间。如：药品说明书中描述这种药的半衰期为6小时，就意味着药物在血中达到最高浓度后要降低到一半的药物浓度大概需要6小时的时间。通常，经过5个半衰期，超过95%的药物会被排出体外。以上面这个例子来说，经过30个小时，95%的药物被清除，余下的药量就微乎其微了。通常，不管是单一成分的感冒药，还是复合了几种成分的感冒药，都是对胎儿相对安全且半衰期比较短的，对备孕影响不大。

号外！不是所有的药物都遵循"半衰期"原则。如：治疗痤疮的药物维A酸、异维A酸等，因为这类药物是明确可致胎儿畸形的药物，所以不但在用药前需要通过妊娠试验确定没有怀孕，治疗期间及治疗后也应按照不同药物的要求严格避孕1~3个月，确保药物没有体内残留。另一个典型的示例就是利巴韦林。利巴韦林俗称"病毒唑"，很容易误导大家使用它来治疗病毒性感冒。需要强调的是，这种药不能治感冒，不能治感冒，不能治感冒！利巴韦林是有严格适应证的药物，处在生育年龄的女性除非无其他药物可选择，应拒绝接受利巴韦林治疗。因为这种药即使接触低至1%的治疗剂量，也会产生致使胎儿畸形的可能性。加上它的半衰期长，还会沉积在红细胞中，导致它更难从人体内清除。如果误接触利巴韦林，需要在停药后的6个月内避免怀孕。

确定怀孕后，药物对胎宝宝的影响就要从不同发育时期的致畸敏感性说起了。

在受精后的1~2周（14天内），对于月经周期为28~30天的女性来说可以理解为停经1个月内（从最后一次月经的第一天算起），胚胎要么完全接受药物的影响，自然流产，要么完全不受药物的影响，继续生长。在这个时期用药，只要发现自己怀孕了而且胚胎是存活的，我们就认为这个小生命通过了第一关考验。

受精后的第3~8周，是胎儿器官、系统分化发育的关键时期，我们也称之为"致畸高度敏感期"。在这个时期的用药原则是能不用药尽量不用药。但对于怀孕前有癫痫、自身免疫性疾病（如系统性红斑狼疮）、甲状腺功能异常、高血压的孕妈妈，需要遵医嘱接受适当的治疗。因为只有妈妈的健康得到保证，宝宝才能拥有良好的成长环境。

从受精8周后到分娩前，用药致畸的可能性相对比较小，但用药不慎可能对宝宝日后的一些功能产生影响。如：链霉素可能使宝宝的听力受损，四环素可能引起宝宝的牙齿变色、抑制宝宝的骨骼生长，这些药物孕期应避免使用。

除了孕周对选药有影响外，孕期用药还有一些基本原则：

1. 权衡利与弊。既不能滥用，也不能一味拒绝。对于患有基础疾病的孕妈妈，需在医生的指导下尽量选择对孕妈妈有效且对胎儿影响最小的药物。因为疾病本身同样可以影响到宫内环境和胎儿发育，在某些情况下甚至比药物的影响更大，在这种情况下用药是利大于弊的。反之，孕妈妈也不可轻视药物的影响而盲目选药，尤其是在妊娠的头3个月，能不用药或暂时可停用的药，应该考虑不用或暂停使用。

2. 用老不用新。孕期用药应该选择在妊娠期间有较好安全性数据的。通常上市时间较久的药，安全性证据更充分。而新药多缺乏在特殊人群中使用的资料，在这种情况下，应选择"老"药，而非新药。

3. 足量足疗程。有些孕妈妈试图通过减少药物剂量来降低用药对胎儿的影响，这种做法是不可取的。以抗菌药物为例，只有在有效的药物浓度、合适的给药频次下，药物才会达到有效的杀菌浓度。此时减少剂量或频次容易导致药物作用不充分，致病程迁延。可取的做法是严格掌握剂量和持续时间，在病情控制后及时停药。

当然，以上这些还仅是孕期用药的基本原则，具体问题还需接受专业医生和药师的建议具体分析。

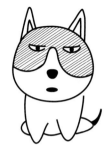

二、在药店自行购买的OTC药，一定安全吗？

　　怀孕6个月的张女士近来感觉排便不畅，便后疼痛，偶尔还能擦到鲜血。到医院看病，医生说张女士得了痔疮，嘱咐她回去后多吃富含膳食纤维的食物，多喝水，每天散步30分钟，如果便秘严重可以适当用一些乳果糖等药物。痔疮如果愈发严重，频繁出血，也可以使用复方角菜酸酯栓（太宁栓）等药物进行治疗。

　　张女士看完病回到家，先进行了2周生活方式的调整，但是便秘和痔疮的症状还是没有很大改善。就让丈夫到家门口的药店看看，有没有医生说的药物。到了药店，丈夫描述了一下要买一种"治疗痔疮"的"栓"。药店药师拿出来好几种，但

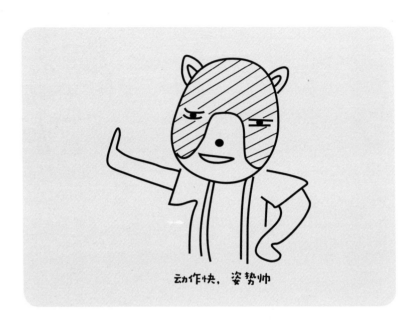

动作快，姿势帅

药品说明书都写着"孕妇禁用/慎用"。谨慎起见，张女士还是选择了到医院复诊。

一般而言，药店提供的药品有两种。一种是处方药，也就是需要提供由医生开具的处方才能够购买的药。另一种是非处方药，即OTC药，是为方便公众用药，在保证用药安全的前提下，经国家卫生行政部门规定或审定后，不需要医师或其他医疗专业人员开具处方即可购买的药品。简言之，就是可以自行购买和使用的药物。这些药物大都用于多发病、常见病的自行诊治，如：感冒、发热、咳嗽、消化不良等。

那么，孕妈妈在孕期能不能自行选购OTC药物呢？

并不是所有的OTC药物对孕妈妈来说都可以"肆无忌惮"地使用。

药师说药 孕产妇应该这样用药

举个常见的例子。孕育小生命是一个漫长的过程，在这个艰辛并幸福的过程中，孕妈妈难免会因为气候变化或免疫力降低而发生感冒。我们知道，很多感冒药的名字是以"复方"二字开头的，也就是由多种成分组成的复合制剂。或者虽然没有带着"复方"的帽子，但药名中同时含有"酚""麻""美""烷胺"等字样。而"酚""麻""美""烷胺"对应的成分分别是对乙酰氨基酚（用于解热、镇痛）、伪麻黄碱（用于缓解鼻塞、流涕等鼻部症状）、右美沙芬（用于镇咳，尤其适用于干咳、少痰）和金刚烷胺（用于抗病毒治疗）。这么多种成分，对宝宝来说是不是都是安全的呢？

普通感冒具有自限性，一般可在7~10天内自愈。当然，也需要动态观察病情，如果症状持续不缓解甚至加重，需警惕是否有继发感染。针对普通感冒，最有效的办法还是多喝水、多休息。对于症状严重的感冒孕妈妈，可短期给予对症治疗。即出现什么症状，就对应选择单一成分的药物进行治疗。以头痛、喉咙痛为主要症状的孕妈妈，可以选择对乙酰氨基酚；发热可以选择对乙酰氨基酚，孕中期也可以使用布洛芬。复方感冒药中的成分可能过犹不及，比如没有咳嗽，就没有必要选择含有右美沙芬成分的复方感冒药，且因右美沙芬缺乏孕早期的安全性证据，其禁用于孕12周以内的孕妈妈。

除了标明了"孕妇禁用/慎用"的OTC药物外，还有很多OTC药物上写的是"尚不明确"是否能用于孕妇，这样的药物孕妈妈也不宜自行购买使用。因为"尚不明确"往往代表这种药物没有在孕妇身上做过安全性观察或未被证实对孕妇是安全的。

综上，我们不建议孕妈妈在怀孕期间自行购买服用任何OTC药物。如果需要使用OTC药物进行治疗的时候，最为保险的做法是咨询医生和药师的意见。

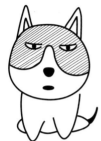

三、中草药的故事——别让中草药成为一种伤害

在近年来大火的宫廷剧中，妃嫔们为了子嗣争斗用尽手段阻止其他妃嫔诞下龙嗣。这个时候，麝香、红花、朱砂……就会以各种各样的方式出现在怀孕妃嫔的身边。在《甄嬛传》

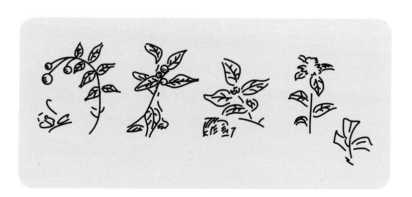

中，甄嬛被猫抓伤脸后，安陵容送了她一瓶掺有麝香的"舒痕胶"。她涂在皮肤上想淡化疤痕，没想到却流产了。而到安陵容怀孕有流产迹象时，太医在她的药里加了艾叶，同时在房间里熏艾，说这样做可以保胎。

然而电视剧终究是电视剧。麝香虽有活血通经、消肿止痛，促进子宫收缩的作用，但要达到致流产作用仍然需要量的累积。艾叶温经止血、散寒止痛，用于虚寒性出血、胎漏下血。但艾叶究竟能在保胎中发挥多大作用仍然值得商榷。

不可否认，祖国的传统医药无论在保胎还是产后的子宫复旧，亦或是稽留流产妊娠物的排出中，均可能发挥其独特的药理作用。然而这一过程一定是要在具有丰富中医诊治经验的医生、药师指导下进行的。我们不建议孕妈妈在生病时首先想到服用中草药。

有些孕妈妈看到西药上多标明"孕妇禁用/慎用"，就认为中草药在孕期使用更安全。或者家中有亲属是中草药的忠实"粉丝"，孕妈妈在生病时可能会听从他们的建议，也选择中草药治疗。事实上，除了少数中草药可以从药理作用上或动物研究的结果来判断孕妇禁用或慎用，大多数中草药是没有在孕妇这一特殊群体中进行过设计良好的临床研究的。加上多数中成药是由多种中草药经过一定的配比（通常含量在药物成分中并没有体现）复合而成，使得判断中药在孕妈妈中的安全性变得更为复杂。这也正是为什么大多数中成药在妊娠哺乳期女性中使用的安全性为"尚不明确"。

除了对胎儿的影响不明确以外，有些中草药还可能引起肝脏、肾脏的损害，并不是很多人认为的"中草药是天然药物，无不良反应"。而中药本身成分复杂，药材来源和炮制水平的不同也导致中药市场上中药品质良莠不齐。

所以，孕妈妈需正确认识中草药在孕期的安全性和不良反应，莫让中草药成为一种伤害。

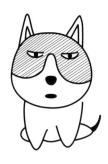

四、保健品——天使与魔鬼并存

　　怀孕的王女士到产科门诊做检查。临走时，医生叮嘱王女士要补充孕妇叶酸，王女士说一直在补。说着从包里掏出叶酸

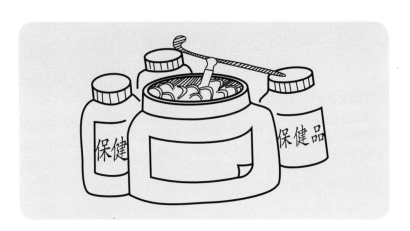

片给医生看，问医生这种叶酸可不可以服用。

医生看了看，药瓶上带有"蓝帽子"。就跟王女士详细解释说："您看这个蓝帽子，这是保健食品的标志，说明您现在服用的是一种保健食品。我们更建议您服用的药品是带有'国药准字'字样，后面跟着一串字母数字的，因为药品的质量比保健品更稳定、更有保障。"

孕期和哺乳期是孕妈妈及整个家庭最舍得"投资"的一段时期。很多制造商和代购也恰恰看中了孕妈妈"不让宝宝输在起跑线上"的心理，不遗余力地渲染孕期保健品的神奇功效。但是盲目进补，有时不但无利，还有害。

孕妈妈需要谨慎对待哪些保健品呢？

首先，孕期营养素占据孕期保健品的大半江山。这些营养素中，有些是单一成分的，如：王女士吃的叶酸，有些是多种成分混合在一个药片里的，我们称之为"复合维生素"。而区分是药品还是保健食品的关键就在于批号是准字号还是健字号。对于单一成分的叶酸片，我们主张选购药品而非保健品。因为叶酸对于预防胎儿神经管畸形等的作用不可替代。对于复合维生素，尤其是一些进口的孕期维生素，由于没有准字号或健字号，一般可通过品牌和复合的成分、含量加以判断。建议孕妈妈选择大品牌、成分和含量接近孕期各阶段所需营养物质的孕期营养素。

其次是一些标榜吃了"让宝宝更聪明"的保健品。它们多是从海洋生物中提取有效成分制成的，如：鱼油、藻油等。

而孕妈妈经常挂在嘴边的DHA，其实是一种具有生物活性的ω－3长链多不饱和脂肪酸，全名叫做二十二碳六烯酸，天然存在于以鱼类为主的海产品中。到孕晚期时，DHA被胎儿快速发育的脑部优先吸收，并富集于脑灰质和视网膜中。但目前还没有定论补充了DHA的孕妈妈生出的宝宝更聪明。然而，因为这类保健品中可能含有较多的维生素A，如果孕妈妈同时补充维生素A含量高的孕期复合维生素，同时又比较喜欢吃动物肝脏等维生素A含量较高的食物，每日总体维生素A的含量就可能过高。而在孕早期长期每日摄入超过10 000IU维生素A是可致胎儿畸形的。

还有一类主打"排出毒素，告别便秘"的保健品。这一类多是含有益生菌、纤维素或酵素的保健品。孕妈妈是便秘的高发人群，经常排便用力，还会促使痔疮形成。然而这类保健品的安全性和有效性有待考证，尤其是一些海淘产品，在孕妈妈中使用的安全性未知。对于便秘的孕妈妈，我们更建议从生活方式上进行调整，多吃蔬果杂粮，养成每日晨起排便的习惯，坚持适量运动，保持身心愉快。如果这些都不能改善便秘的话，可以在医生的指导下使用药物，如：乳果糖，小麦纤维素颗粒等。

综上，保健品是把双刃剑。按需增补，莫让不适当服用保健品违背了让宝宝更健康的初衷。

五、合理使用维生素、矿物质须知

初次孕育小生命，难免高兴又紧张。各种营养素、补品、汤羹统统安排上，生怕宝宝输在"起跑线"上。

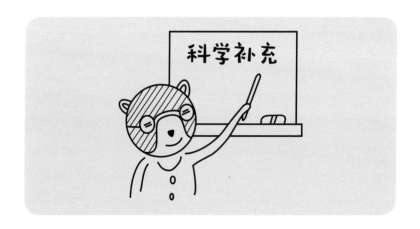

26岁的张女士犯了愁。听说孕前就要补叶酸，自己却是意外怀孕，随即担心这样的宝宝还能保留吗？吴女士自打怀了孕，妈妈忙前忙后悉心照料，每天熬骨头汤，结果钙没补上，吴女士的血脂反倒升高了。听说同事出国旅行，王女士激动地跑到同事面前求带孕期维生素，因为听怀孕的同事说海淘的复合维生素比国产的好。其实，归结起来都是关于"孕期营养该怎么补"的问题。

（一）叶酸

食物中天然含有的叶酸盐是一种水溶性B族维生素，俗称维生素B_9，广泛存在于绿叶蔬菜、动物肝脏、豆类食品等食物中。1941年，一位叫做米切尔的科学家从菠菜的叶子当中提取纯化出了它，所以称之为"叶酸"。

叶酸对于孕妇和胎儿有着不可替代的作用。对孕妇而言，它可以预防和改善孕期的生理性贫血，也有研究表明它可能与降低妊娠期高血压病的发生风险及流产、早产率有关。对于胚胎发育早期的胎儿，它可以降低神经管畸形、唇腭裂、先天性心脏病等的发生率。

关于叶酸的补充时机和剂量，推荐从准备怀孕前3个月开始至整个孕期，每日补充叶酸0.4~0.8毫克（单一成分的叶酸片1~2片）。孕中、晚期如服用含叶酸的复合维生素，正常孕妇不需再额外增补单一成分叶酸。有神经管缺陷生育史、合并疾病或合并用药导致叶酸相对不足的备孕女性需要补充更大剂量的叶酸。建议将自身情况告知产科医生或药师，由专业人士进行评估后增补。

（二）铁

在孕期，孕妈妈的血浆容量经历了一个从孕早期缓慢上升，孕中期快速上升，到怀孕30~34周以后仅轻度上升的过程。与此同时，红细胞的数量也是增加的，只是红细胞的增加量赶不上血浆容量的增加量，所以总体来说孕妇的血红蛋白水平会下降，表现为妊娠期生理性贫血。在孕期，母体摄入的铁主要有三个方面的去路，其中大概一半用于母体血红蛋白的增长，三分之一供给胎儿、胎盘所需，剩余部分经由肠道、尿液和皮肤排出。只有具备良好的铁储备并摄入足够的铁，才能满

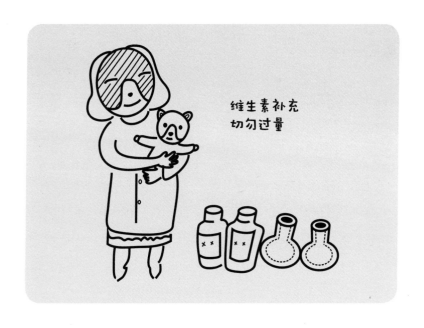

维生素补充
切勿过量

足母胎对铁的需要。

备孕女性应经常摄入含铁丰富、利用率高的动物性食物（如动物血、肝脏、红肉等，同时摄入含维生素C较多的蔬果以增加铁的吸收）。如果备孕期就检查出铁缺乏或缺铁性贫血，应该在纠正贫血后再怀孕。

预防妊娠期贫血，首选"食补"铁元素。孕前和孕早期，推荐每日摄入铁元素20毫克，孕中期和孕晚期推荐每日摄入铁元素24毫克和29毫克。对于从食物中不能获得足够铁元素的孕妈妈，如素食者，可在孕中、晚期预防性每天补充铁剂30~60毫克。

注意：预防妊娠期贫血和治疗妊娠期贫血是不一样的。诊断妊娠期贫血需要验血，在治疗上也需要更大的剂量。

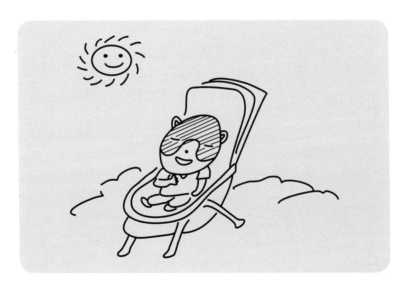

（三）钙

胎儿骨骼发育所需的钙元素来自于母亲的钙储备，到了孕晚期，胎儿骨骼快速发育，需要把钙从母体的储备中动员起来。这个时候如果孕妈妈体内钙质不足，宝宝却本能地从妈妈那里吸收足够的钙质，就可能引起孕妈妈骨质疏松、腿抽筋等一系列钙缺乏的表现，孕妈妈缺钙还可能增加罹患妊娠期高血压疾病的风险。相反，给钙摄入量低的女性补钙可能减少妊娠期高血压疾病的发生。有研究表明，孕妈妈补钙可能降低自发性早产或新生儿出生体重低的风险。

孕期补钙，仍首选"食补"，即多吃富含钙的食物，如：牛奶，豆制品、虾皮等。具体摄入钙的目标量为：孕早期800毫克/天，孕中、晚期：1 000毫克/天。不能完全从食物中补充钙元素的孕妈妈，可从孕中期开始补充钙剂600~1 500毫克/天。

（四）复合维生素

复合维生素几乎每个孕妇家里都有，可能还不止一种。将各种维生素按照一定比例合成的复合剂型维生素，就是复合维生素。包括维生素A、C、D、E、B_2、B_6、B_{12}和叶酸。根据复合的"内容"不同，又可分为复合B族维生素、含矿物质的复合维生素以及特定人群复合维生素等。

我们应该如何从琳琅满目的复合维生素中挑选呢？着重从三个方面来考量：①看成分和含量。②结合自身情况和孕周。③便利性和经济性。每一款复合维生素里含有的成分和含量几乎都不同。简单来说，越接近推荐日剂量，越值得选购。当然，如果复合维生素里其他成分都适合，只有某一种成分不足，我们还可以在复合维生素的基础上，联合单一成分的维生素进行联合补充，联合补充后达到推荐剂量即可。举个例子，如果复合维生素中铁含量过低，孕妈妈可以再额外补充单一成分的铁剂。

总之，孕期补充维生素、矿物质需要个性化，"过"和"不及"都是对宝宝不利的，唯有"因人制宜"，才是对宝宝最适宜的关爱！

第六章

一键教你看懂说明书

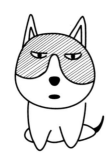

一、尽信书则不如无书

　　小小怀孕之后做事更加认真了，新买的东西使用前一定要仔细阅读说明书，尤其是用药前会将说明书翻来覆去查看多遍，但是她不禁有个疑问——严格按照说明书用药是不是就不存在用药安全隐患了呢？

　　（一）药品说明书——法定文件

　　药品说明书是指药品生产企业印制并提供的，包含药理学、毒理学、药效学等药品安全性、有效性重要科学数据和结论的，用以指导临床正确使用药品的技术性资料。药品说明书是载明药品的重要信息的法定文件，是选用药品的法定指南,新药审批后的说明书，不得自行修改。

药品说明书的内容应包括药品的【品名】【规格】【生产企业】【药品批准文号】【产品批号】【有效期】【主要成分】【适应证】或【功能主治】【用法】【用量】【禁忌证】【不良反应】和【注意事项】，中药制剂说明书还应包括主要【药味(成分)性状】【药理作用】【贮藏】等。此外，必须包括孕妇及哺乳期妇女用药、药物相互作用，缺乏可靠的实验或者文献依据而无法表述的，说明书保留该项标题并应当注明"尚不明确"，还应当包括【临床研究】【儿童用药】【老年用药】【药物过量】【药理毒理】和【药代动力学】，缺乏可靠的实验或者文献依据而无法表述的，说明书不再保留该项标题。

（二）药品说明书的阅读指南

药品说明书是药品情况说明的重要来源之一，也是医生、药师、护士和患者治疗用药时的科学依据，虽然不鼓励患者自行治疗，但有几条关于药品说明书的阅读指南想要分享给各位孕妈妈。

1. 慎用。即谨慎使用，但不是绝对不能应用。小儿、老人、孕妇及心、肝、肾功能不全者，往往被列入"慎用"范围，所以在用药时要注意观察有无不良反应，一旦发现问题，必须立即停药。

2. 忌用。即不适宜使用或应避免使用。通俗地说，就是最好不用。这类药品孕妇不宜自行判断，建议听取医生的意见。

3. 禁用。即禁止使用。一般情况下要严格执行药品说明的规定，禁止特定人群使用，如利巴韦林、己烯雌酚等孕妇应禁用。

4. 或遵医嘱。药品说明书在"用法与用量"后，常用"或遵医嘱"字样，这是因为药品说明书主要是根据上市前的新药Ⅰ、Ⅱ、Ⅲ期临床试验中少数病例的安全性和有效性数据得出的一般用法。由于药品上市后患者的具体疾病、性别、年龄等情况不尽相同，药品说明书会注明"或遵医嘱"字样。

（三）药品说明书就是"金科玉律"吗？——NO！

由于有些药品在上市前的临床研究过程中，受到很多客观因素限制，如：临床病例少、研究时间有限、实验对象年龄范围窄、用药条件控制较严等，药品不良反应等信息存在更新迟滞，因此药品说明书必须动态修改、不断完善，所以药品说明书并非"金科玉律"，万万不可以为只要按照说明书使用便可万无一失。

此外，孕妈妈在妊娠期机体各异，身体机能也发生了一系列的生理变化，标示明确的药品说明书对该特殊群体用药具有十分重要的意义。然而，目前市面上药品说明书对于妊娠期用药的标注情况并不尽如人意。多份调研结果显示，无论是处方药还是非处方药，西药有明确标注内容的数量均较中成药多。

不同给药方式的药品标注情况各有不同，其中口服和注射用的处方药以及外用的非处方药标注情况较为理想。西药的【药效学及药动学】【注意事项】【妊娠期及哺乳期妇女用药】三个项目关于妊娠期及哺乳期妇女用药标注内容比较理想，而【用法用量】【相互作用】【不良反应】三项标注率较低，中成药仅有【注意事项】中有相关说明。

以【用法用量】这一项目为例分析，孕妈妈由于自身生理特点，药代动力学参数可能随之发生变化，说明书中的剂量标注将显得更为重要。然而目前很多药物说明书中的用法、用量常用"适量""酌减"等模糊概念代替计量标注，也有的表述为"分次服用"，却并未标出具体分几次。有的说明书中有给出具体用量，但是不同说明书所用单位各不相同，常见的有克、毫克、国际单位（IU）等，换算复杂、普通民众容易误用。用药前当然需要仔细阅读说明书，但也切不可将之神化，听从专业医生、药师的建议不失为一个好的选择。尽信书则不如无书，孕妈妈们，记住了吗？

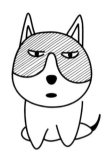

二、"孕妇慎用"，该不该用？

　　小小自从知道了说明书的重要作用就非常仔细地研读，尤其是与孕妇相关的知识更是不敢落下，可是越看越有疑问，有的药物很明确地注明"孕妇禁用"，但是有的却写着"孕妇慎用"，那写着"孕妇慎用"的药物究竟能不能用呢？

（一）说明书上的"慎用"是什么意思呢？

　　美国食品药品监督管理局（FDA）规定孕期安全用药分为五级，本书第四章第三节已有详述。目前，中国孕期用药尚无安全分级，有关孕期药物使用的经验多来自临床前的动物试验，对于在动物身上明确致畸的药物，中文药品说明书标注

"孕妇禁用"，对于不能肯定致畸的药物，中文药品说明书标注"孕妇慎用"。

（二）FDA孕期安全用药分级中哪个级别对应说明书中的"孕妇慎用"呢？

可以这么理解，FDA体系中的X级药物对应我国药品说明书标注的"孕妇禁用"，即对孕妇的应用危险明显大于其益处，禁用于已妊娠或将妊娠的妇女。如：辛伐他汀、洛伐他汀、阿托伐他汀、氟伐他汀、瑞舒伐他汀等降脂药，利巴韦林等抗病毒药，米非司酮、炔诺酮、己烯雌酚、非那雄胺、戈舍瑞林以及沙利度胺、甲氨蝶呤、米索前列醇、前列腺素E1、碘甘油等均属此类。

FDA体系中的C级和D级药物对应我国药品说明书标注的"孕妇慎用"。C级药物即权衡利弊后给予，动物实验证明对胎儿有一定的致畸作用，但缺乏人类实验证据。

C级药物				D级药物
抗菌药	降糖药	消化系统用药	降压药	
氯霉素、咪康唑、万古霉素、去甲万古霉素、氧氟沙星、环丙沙星、莫西沙星、利奈唑胺等	格列吡嗪、罗格列酮、吡格列酮、瑞格列奈等	奥美拉唑、多潘立酮等	氨氯地平、比索洛尔、美托洛尔等	伏立康唑、妥布霉素、链霉素、甲巯咪唑、卡马西平、卡托普利、依那普利等

D级药物即对孕妇有利，但对人类胎儿的危险有肯定的证

据，仅在对孕妇肯定有利时，方予应用（如：生命垂危或疾病严重而无法应用较安全的药物或药物无效）。比索洛尔、美托洛尔在妊娠中晚期使用时即属此类。

（三）"慎用"就是最好不要用吗？——NO!

"慎用"不同于"禁用"，每个人的身体状况不同，不能一概而论。究竟能否使用，还需请专业的医生、药师针对个人实际情况做出判断。孕期保健与咨询需把握以下几个原则：①药品说明书能够最直接、最方便地提供药品的重要信息，对于用药有重要的指导作用。②孕妈妈不能自行使用药品或随意停止正在服用的药品，应在医生的帮助下做正确选择，若已服用有害药物，应马上停药，然后根据所用药物的剂量、用药时妊娠胎龄等因素综合考虑。③必须要用药时，应明确用药的目的、必要性、注意事项和对胎儿的影响等，以确保母体和胎儿的治疗效果及安全性。

因此，看到药品说明书上标注"孕妇慎用"时，孕妈妈该怎么办呢？最好的办法就是，在专业药师的指导下，结合个体情况以及国内外最新的临床数据安全合理地用药。

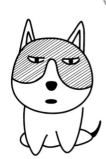

三、禁忌证"尚未明确"怎么办？

　　小小怀孕之后穿衣运动都很注意，但还是不巧在换季时感冒了，她到药店仔细研究对比了诸多感冒药，发现有的药物有很多禁忌证，而有的药物【禁忌证】一栏却写着"尚未明确"。小小很疑惑，是不是【禁忌证】一栏写着"尚未明确"的药物更加安全值得推荐呢？

　　（一）"禁忌证"和"配伍禁忌"是什么关系？

　　禁忌证是适应证的反义词，指药物不适宜应用于某些疾病（高血压、高血脂、哮喘等）或特定的人群（儿童、老年人、孕妇及哺乳期妇女，从事高空作业、驾驶机动车、船等），或应用后会引起不良后果（失眠、抽搐、精神亢奋等），在具体给药上应予禁止或顾忌。对禁止的指征应绝对禁止使用；对顾忌的指征应适当地顾忌，尽量不用或改换其他药物；对慎用的指征应谨慎小心使用，并在用药后密切观察药物的不良反应和身体情况。由于通常所说的"禁忌证"除了指特定疾病状态以外，还包括某些非疾病状态的情况，如喝酒、抽烟就是某些药物治疗或物理治疗的禁忌证，而喝酒、抽烟并不是疾病症状，因此也可称为"禁忌证"。

配伍禁忌指药物在体外配伍，直接发生物理性的或化学性的相互作用会影响药物疗效或发生毒性反应，一般将配伍禁忌分为物理性禁忌和化学性禁忌两类，以后者较为常见。物理性配伍禁忌是某些药物配合在一起会发生物理变化，即改变了原先药物的溶解度、外观形状等物理性状，给药物的应用造成了困难，物理性配伍禁忌常见的外观有四种，即分离、沉淀、潮解、液化。化学性配伍禁忌即某些药物配合在一起会发生化学反应，不但改变了药物的性状，更重要的是使药物减效、失效或毒性增强，甚至引起燃烧或爆炸等，化学性配伍禁忌常见的外观现象有变色、产气、沉淀、水解、燃烧或爆炸等。临床上合并使用数种注射液时，可能产生配伍禁忌，会使药效降低或失效，甚至可引起药物不良反应，应尽量避免。

由此可见，药物的"禁忌证"和"配伍禁忌"之间并无直接联系，但二者都因临床上新药应用的增多而面临更大的挑战，也值得孕妈妈给予更多的关注。

（二）禁忌证"尚未明确"意味着更加安全吗？——NO！

以常用感冒药为例，可见，常用的五大类感冒西药都有很多的禁忌证，中成药如川芎茶调丸、通宣理肺丸、小青龙合剂等【禁忌证】一栏均写着"尚未明确"。

药名	禁忌证
对乙酰氨基酚	乙醇中毒、肝病或病毒性肝炎患者禁用；肾功能不全者禁用
氯苯那敏	癫痫患者禁用；新生儿、早产儿不宜使用；孕妇及哺乳期妇女慎用；膀胱颈梗阻，幽门十二指肠梗阻，甲状腺功能亢进，青光眼，消化性溃疡，高血压和前列腺肥大者慎用
右美沙芬	有精神病史者及哺乳期妇女禁用；驾驶机动车、船及操作机械和高空工作时禁用；哮喘患者，痰多患者及肝、肾功能不全患者慎用，孕妇慎用
金刚烷胺	有癫痫病史、精神错乱、幻觉，充血性心力衰竭，肾功能不全，外周血管性水肿或直立性低血压的患者慎用；治疗帕金森病时不应突然停药，用药期间不宜驾驶机动车、船及操作机械和高空作业

禁忌证"尚未明确"仅表示目前尚无临床试验数据，没有安全数据就存在安全隐患，不能理解为对孕妈妈是安全的，至于能否使用，请在专业医生或药师的指导下用药。

其实，像是普通感冒一周左右便可自愈，孕妈妈多喝热水多休息，尽量避免用药。如果是流行性感冒是可以自愈的，不过有药物辅助往往会痊愈更快。在这里，给各位孕妈妈推荐一

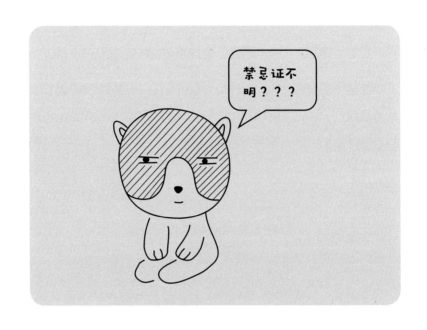

个经过大规模临床试验证实的好办法——注射流感疫苗作为预防手段，这种方法适用于备孕期和整个孕期。上医治未病，预防大于治疗，孕妈妈记住了吗?

药师说药 孕产妇应该这样用药

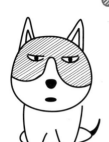

四、"孕期安全用药分级"知多少？

首先，不仅对于孕妈妈没有绝对安全的药物，对于任何人群都是一样的。我们不能因噎废食，要根据实际情况，哪怕像

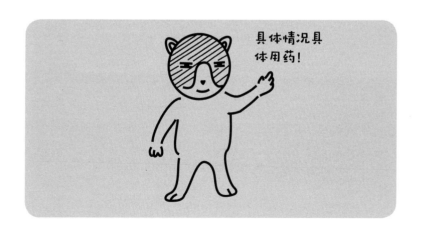

是C级、D级药物可能对胎儿有危害，但对孕妈妈有益，仍需在权衡利弊后决定是否使用。

其次，注意以下几个原则，便会助孕妈妈们安全用药：

1. 非病情必需尽量避免在妊娠早期（即孕期前3个月）用药。怀孕前3个月是胎儿发育的敏感期，是胎儿身体各组织及器官的分化阶段，最容易受到药物的影响，因此这个时期应该尽量避免使用任何药物。

2. 应按照最低有效剂量、最短有效疗程使用，避免为了快些好起来而盲目大剂量、长时间使用，能单一用药则避免联合用药。举个例子，广泛用于孕期的退烧止痛药——对乙酰氨基酚，属于较为安全的B级药物。当然，这是基于在最小有效剂量500毫克且仅在有症状时才使用的情况下，如果每次用药超过1 000毫克或长期大量使用，则可能会对胎儿产生影响，有临床案例显示长期大量使用会导致新生儿肾衰竭。

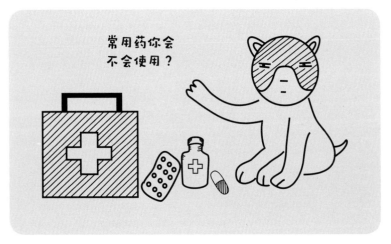

3. 应使用多年广泛应用于孕妈妈的药物，尽量避免使用尚难确定对胚胎、胎儿、新生儿有无不良影响的药物，仅有理论上评价的药物也应慎用。医学史上迄今为止最大的药害事件便是沙利度胺事件（又称反应停），这种药曾被作为孕早期止吐药使用，导致一批四肢短小的畸形婴儿出生，也就是我们常说的"海豹儿"事件。此恶性事件告诉我们要尽量选择临床使用时间长的安全药物，因为药物对胎儿的作用可能需要经过长期的临床使用才能被发现。

随着医学的不断进步，越来越多的方式可以帮助孕妈妈安全用药。所以，孕妈妈不必过分担心，坦然迎接令人惊喜的小生命吧！

第七章

哺乳期用药与孕期用药并不同

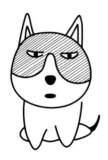

一、哺乳期用药与母乳喂养可以兼得

十月怀胎，一朝分娩。掰着手指头终于盼到了"卸货"的日子！然而，随着宝宝呱呱坠地，妈妈们艰巨的育儿任务其实

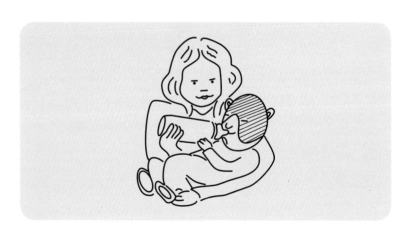

才刚刚开始。新手妈妈迎来的第一个挑战就是喂奶。那么，在喂奶的过程中如果生了病、用了药，还能够继续哺乳吗？

我们来了解一下母亲体内的药物是怎样到达婴儿体内的。以口服药为例，哺乳妈妈经口服用的药物首先通过胃肠道吸收入血，血液中的药物再经过血液和乳房之间的一道天然屏障（血乳屏障）进入乳汁。宝宝通过吸吮乳头获得母乳，此时母乳中即可能含有了一定量的药物。药物再随着乳汁到达宝宝的胃肠道，再经过宝宝的胃肠道吸收入血，才可能对宝宝的身体产生一定的影响。

这个复杂的过程中，我们需要明确几个问题：

1. 是不是所有药物都能进入乳汁呢？不一定。药物是否进入乳汁，取决于以下几个因素：①血药浓度。有些药物很少吸收入血，在妈妈体内血药浓度就很低，甚至不吸收入血。相应地，进入乳汁的量也较低或不分泌入乳汁，如铝碳酸镁片、蒙脱石散等。通常，妈妈体内的血药浓度越高，乳汁中可能含有的药量越大。②分子量。有些药物因为分子量很大，难以透过血乳屏障，这样的药在母乳中的含量也比较低。③血浆蛋白结合率。药物在体内的转运需要一种临时的"交通工具"，它的学名叫做"血浆蛋白"。药物进入循环后首先与血浆蛋白成为结合型药物，没有"坐上车"的药物称为游离型药物。一般而言，药物的蛋白结合率越低，游离的药物越多，就越容易进入乳汁。④脂溶性。通常，在中枢发挥作用的药物具有良好的脂溶性，如镇静药，脂溶性好的药物更容易转运到乳汁中。

2. 是不是能够进入乳汁的药物都会对宝宝产生不利影响呢？不一定。因为药物进入宝宝的胃肠道后，一部分药物在胃肠道环境中很不稳定，会被破坏掉，包括氨基糖苷类、奥美拉唑和大分子肽类药物（肝素和胰岛素）等。一些药物在肝脏被"消灭"（首过效应），残余"部队"可能达不到发挥药效的程度。当然，我们必须要意识到药物在胃肠道的作用很复杂，可能导致宝宝腹泻、便秘及偶发的综合征（如假膜性结肠炎）。

3. 我们还可以从哪些方面来考虑母乳喂养的安全性呢？如吃奶量。在产后的3~4天，由于此时母乳量很少，即使妈妈在产后使用一些镇痛药，或是剖宫产手术预防切口感染使用的抗菌药物等，一般都是安全、可以哺乳的。评估母乳喂养安全性还应考虑宝宝出生时的孕龄，对于早产儿，因为他们的发育相比足月大宝宝更不健全，要格外注意，如果妈妈要治疗又要喂奶，建议请产科、新生儿科医生及药师联合评估用药风险。另外，如果母亲用的药物是批准用于儿童治疗的药物，在儿童中具有较多的安全性数据，如布洛芬这样的药物即使到达宝宝体内，通常也是安全的。

那么，回到我们最初的问题，哺乳期妈妈吃药与母乳喂养可以兼得吗？这要结合具体药物、具体情况，具体分析。哺乳期妈妈使用的大多数药物后是可以哺乳的，且母乳是新生儿最好的营养来源，同时为抵御感染提供武器。也有研究表明，母乳可促进神经认知功能发育、增强免疫功能，并可使感染性疾病的发生至少降低1/3。同时要提醒妈妈们的是，用了药是否能哺乳，请妈妈们不要擅自评估，专业的问题请交给专业的医生和药师，她们会根据您的疾病状况、宝宝的状况、在用药物等给予您专业的建议。

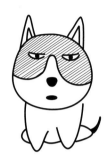

二、是先吃药后喂奶，还是先喂奶后吃药？

药物进入乳汁后还可能回到母亲的血液中吗？答案是肯定的。随着血液中药物浓度的衰减，之前分布在乳汁中的药物还

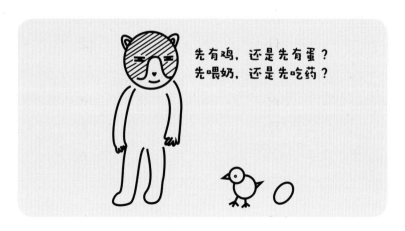

先有鸡，还是先有蛋？
先喂奶，还是先吃药？

会返回到血液中，这样不停地维持着动态平衡。

药物进入人体后也会经历一个浓度先升高、后降低的过程，这一高一低就会形成一个峰，我们称之为"药峰浓度"。在药品说明书中，关于达到峰浓度所需的时间（达峰时间）的描述会出现在说明书的【药代动力学】部分，需注意，这个数值是人群中的平均值，在不同人之间略有差别。如：一种药物描述"口服后1~2小时血药浓度达高峰"，那么意味着大多数人吃这种药后要达到最高血浆药物浓度需要1~2小时。

与达峰时间伴随而来的一个概念就是错峰哺乳，即我们选择喂奶的时间应尽量避开药物的峰浓度，这样可以尽可能减少乳汁中的药物含量。具体取决于药物的达峰时间、半衰期等性质。

对于每天只需服用一次的药物，建议先喂奶排空乳汁，喂奶后立即吃药，以增加与下一次喂奶之间的间隔；对于每天需要多次服用的药物，同样建议先喂奶，喂奶后立即吃药，下一次吃药前同样先喂奶，再吃药。

有些药物因为有导致婴儿不良反应的报道或缺乏哺乳期用药信息，医生或药师会建议妈妈们在用药期间暂停哺乳。这个暂停的时间目前主要根据药物的半衰期来估算，通常认为经过5个半衰期，血浆药物浓度会衰减95%及以上，此时剩余的药物已经微乎其微，不太可能对婴儿产生影响。那么，在暂停哺乳期间，妈妈们要定期排空乳汁，以免堵奶或回奶。

说了这么多，是不是全部用药都要严格地执行先喂奶后吃药呢？对于前面一部分我们提到的在母亲的环节就很难吸收入血的药物，大可不必遵循这样的原则。对于批准用于新生儿、儿童的治疗药物，通常也不必遵循这样的原则。其他的药物主要根据哺乳后宝宝的反应来进行评估和调整。如：青霉素、头孢类抗菌药物在哺乳期的使用绝大多数是安全的，但仍有少数的乳儿在妈妈用药后吃奶出现腹泻、呕吐、皮疹等。如果宝宝出现这些情况，就建议妈妈采取先哺乳后吃药的方式，尽量减少宝宝与药物的接触。

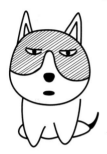

三、分辨哺乳期的安全药

　　目前采用得比较多的是黑尔博士在《药物与母乳喂养》一书中提供的哺乳风险等级（与孕期安全用药分级不同），他将

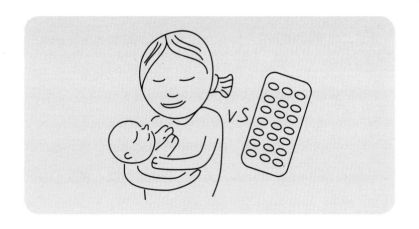

哺乳风险分为L1~L5共五级，其中L1和L2级较为安全，L3表示喂养的婴儿具有出现不良反应的可能性，L4表示有明确的证据提示哺乳对婴儿存在危害性，L5则表示已经证实哺乳会对婴儿造成明显的危害。也就是从L1到L5，风险是逐渐增加的。当然，评价哺乳期用药安全性还有其他的分类系统或证据，需要综合起来判断。

虽然现在学习型的妈妈越来越多，但是大多数妈妈还是较难通过自己的搜索来获得全面的哺乳期用药安全性的资料，或者检索到一些，自己却不敢或不能做出判断，那么，下面我们将会对哺乳期妈妈最常见的用药情况给出一些用药建议。

（一）感冒药

普通感冒不影响哺乳。与非孕期、哺乳期的人群一样，普通感冒通常在1周左右可自行好转或恢复。用药主要用于改善一些感冒的症状，如：发热、喉咙痛、咳嗽等。对于发热、咽喉痛，可使用解热镇痛药布洛芬或对乙酰氨基酚。轻症咳嗽可以通过含服蜂蜜或使用雾化吸入制剂改善症状；干咳少痰者可以使用右美沙芬；减轻气道反应可以使用孟鲁司特。

需要提醒哺乳妈妈的是：哺乳期禁用含可待因成分的感冒或镇咳药，包括氨酚双氢可待因片、复方磷酸可待因口服溶液、复方可待因口服溶液、复方磷酸可待因溶液、复方磷酸可待因糖浆、可待因桔梗片等。另外，含伪麻黄碱、氯苯那敏的感冒药可能影响泌乳量，建议谨慎使用。

（二）抗生素（抗菌药物）

青霉素类（××西林）、头孢类（头孢××）抗生素是哺乳期安全性较高的药物。四环素类抗生素对婴儿（儿童）存在不良反应，有致牙齿着色、骨骼发育不良的可能性；氨基糖苷类药物可能导致婴儿听力减退；氯霉素可致婴儿骨髓抑制；磺胺甲噁唑等可致核黄疸和溶血性贫血。上述这些药物应避免在哺乳期使用，如无其他替代药物必须使用，应暂停哺乳。

（三）抗过敏药

有些既往有鼻炎或者哺乳期荨麻疹的妈妈，需要用药改善症状。可以首选外用制剂，即喷鼻剂、外用弱效至中效糖皮质激素等。一般而言，喷（滴）鼻剂、滴耳剂、滴眼剂极少量会被吸收进入血液，通过血液能进入乳汁的更是少之又少，哺乳期可以放心使用。外涂的激素类药物优选弱至中等效价的，小面积涂抹吸收量也有限，可安全使用。口服的抗过敏药可以选择氯雷他定、西替利嗪、左西替利嗪等药物。

对于患有慢性疾病的妈妈，如：甲亢、糖尿病、癫痫、风湿免疫性疾病等，因使用的药物较为复杂，建议由医生和药师评估并与您充分沟通、权衡利弊后，再决定是否哺乳。

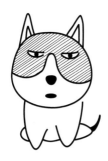

四、用药是否真安全，宝宝情况是金标准

虽然哺乳期用药整体来说较孕期用药安全，但是我们仍然建议哺乳妈妈们严格掌握用药的适应证，尽可能减少宝宝暴露

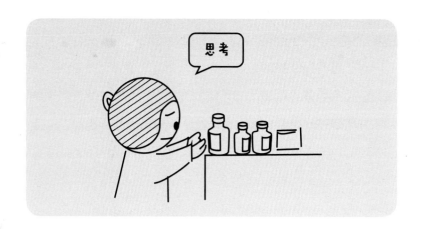

药师说药 孕产妇应该这样用药

于药物的机会。如必须用药，宝宝或多或少吃到了含药乳汁，我们可以通过哪些标准来判断宝宝接受了含药乳汁后的安全性呢？

（一）抗生素（抗菌药物）

大多数抗菌药物都能进入乳汁，但进入乳儿体内的量很少，通常不会对乳儿产生严重危害。

理论上，青霉素可能引起新生儿过敏反应，但实际上较为少见。青霉素、头孢类抗菌药物绝大多数在哺乳期可以使用，一方面是因为这些药物进入乳汁的量少，另一方面是因为它们也是婴幼儿常用的抗菌药物。用药期间除观察宝宝是否有过敏（皮疹等）外，因抗菌药物有可能致婴儿的肠道菌群发生改变，故可能引起腹泻等胃肠道反应。一旦宝宝在接受含"抗"乳汁后出现腹泻，可先哺乳，后吃药，或错开药峰浓度哺乳。

早产儿、高胆红素血症新生儿、葡萄糖-6-磷酸脱氢酶缺乏（G-6-PD）的婴儿和出生不足1个月婴儿的哺乳妈妈应慎用磺胺类药物，因为磺胺类药物可以使婴儿的胆红素水平进一步升高，同时有可能造成宝宝食欲不好，喂养困难等。四环素类药物对于儿童具有明显的不良影响，表现为可以使牙齿着色（四环素牙）和抑制骨骼生长。但是四环素分泌入乳汁的量很少，加之乳汁会影响四环素的生物利用度，使婴儿能够吸收到的量更少。但是，考虑到四环素可能造成的潜在影响，建议哺乳妈妈选择安全性更好的替代药物。氯霉素虽然在母乳中排泄少，但是因氯霉素直接用于新生儿时，有发生灰婴综合征的报道，故哺乳期妈妈禁用氯霉素。

（二）精神类药物

因为夜奶频繁，有些新手妈妈夜间睡眠不好，白天也难有长时间的睡眠，久而久之易造成神经衰弱或体乏倦怠。有些妈妈咨询哺乳期是否可以用安眠药物改善睡眠。我们建议这样的哺乳期妈妈首先改变喂养习惯，必要时配合人工喂养，不建议依靠药物。如必须用药，可短期或偶尔使用短效的苯二氮卓类药物，如劳拉西泮、阿普唑仑。用药期间应观察宝宝是否有镇静、呼吸频率减慢、喂养困难等情况。

哺乳期妈妈使用阿片类镇痛药、抗抑郁药、抗精神病药、抗癫痫药等具有中枢活性的药物时，也应密切观察宝宝是否有嗜睡、兴奋、喂养困难等情况。因为这类药物通常脂溶性较高，更易在乳汁中富集。

（三）甲亢用药

很多使用丙硫氧嘧啶的甲亢妈妈因为说明书提示"哺乳期禁用"而放弃哺乳。然而，现有的资料提示婴儿通过母乳吸收的药量非常少。如果哺乳妈妈的肝功能不受药物影响（丙硫氧嘧啶对妈妈存在潜在的肝毒性），可边治疗边进行母乳喂养。用药期间应监测婴儿的甲状腺功能，谨防婴儿出现甲状腺功能减退。另一种治疗甲亢的药物甲巯咪唑同样能够用于哺乳期妈妈，建议哺乳后服药。如果治疗剂量较大，应在宝宝1个月和3个月后评估宝宝的甲状腺功能指标。

总之，哺乳期的安全性数据同样来源于先前的临床研究。然而大样本解决不了个体问题，大多数药物通过哺乳造成不良影响的发生率非常低，但不代表不会发生。这时候，观察宝宝的反应是最好的晴雨表。